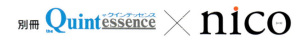

別冊 the Quintessence × nico

白い歯を手に入れたい！

ホワイトニング、詰め物、被せ物……
あなたに合った治療の選択ガイド

監著
宮崎真至

著
木谷　仁

北村　悠

窪地　慶

小峰　太

高田宏起

高野了己

高見澤俊樹

田代浩史

辻本暁正

本田順一

前迫真由美

クインテッセンス出版株式会社　2025

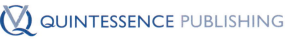

QUINTESSENCE PUBLISHING

Berlin | Chicago | Tokyo
Barcelona | London | Milan | Paris | Prague | Seoul | Warsaw
Beijing | Istanbul | Sao Paulo | Sydney | Zagreb

はじめに

　健康なお口であるとともにきれいな白い歯にあこがれる人は多く、そのようなかたが歯科医院に来院されることは少なくありません。しかし一概に「白い歯を手に入れたい」といっても、その治療法は、患者さんがよくイメージするような「ホワイトニング」に限りません。歯の色の変化の原因や、その歯の状態によって、保険診療や自費診療を含め、じつはいくつもの選択肢があります。

　あなたに合った白い歯を手にするためには、どんな治療が適しているのか。それを選ぶこと自体はもちろん歯科医師側の仕事ですが、患者さんご自身も、どのようなケースに対してどのような治療が選択され得るのか、その治療の特徴などを知っておくと、先生からすすめられた治療を心から納得して受けられるようになるかと思います。

　本書では、「白い歯を手に入れたい」という患者さん向けに、歯を白くするホワイトニングをはじめ、詰め物・被せ物を白くするための治療、そして歯を失った場所に白い歯を入れるときの治療などについてまとめています。Section 1 で歯や詰め物の色が変わる原因と、そのおもな治療法を述べ、続く Section 2 にてさまざまな治療法の実例 15 種をご紹介しています。図解や写真をふんだんに盛り込み、治療をビジュアル的に理解しやすいよう配慮しました。本書が健康な白い歯を手にするためのガイドとなれば幸いです。

日本大学歯学部保存学教室修復学講座 教授
宮崎真至

CONTENTS

Section 1 あなたに合った歯を白くする方法は?....9

宮崎真至　日本大学歯学部保存学教室修復学講座 教授

付録：治療の選択 ナビゲーションカード

◆ 歯の色を改善するフローチャート

◆ ご自分の歯を白くするには

◆ 詰め物・被せ物を白くするには

◆ 歯を失った場所に白い歯を入れるには

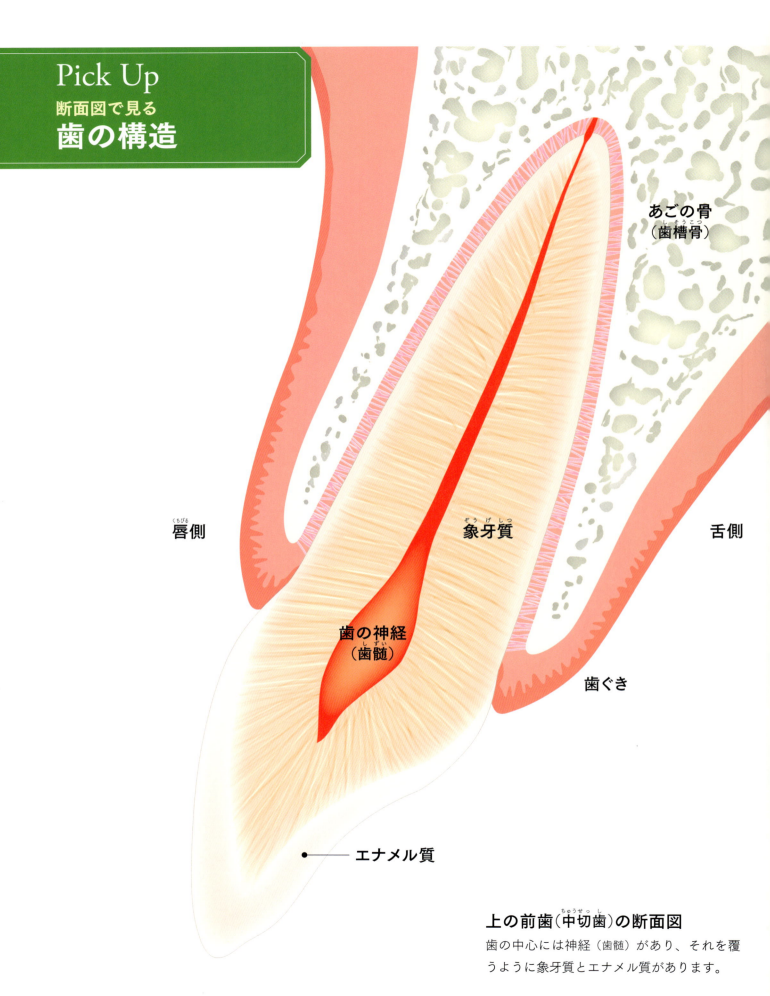

あごの骨
（歯槽骨）

唇側

象牙質

舌側

歯の神経
（歯髄）

歯ぐき

エナメル質

上の前歯（中切歯）の断面図
歯の中心には神経（歯髄）があり、それを覆うように象牙質とエナメル質があります。

Section

1

あなたに合った
歯を白くする方法は?

そもそも歯の色とは?

宮崎真至　日本大学歯学部保存学教室修復学講座 教授

歯の色は光の反射

　歯の色はどのようなものかと問われると、「白い」と答えるかたが多いと思います。しかし実際には、光が歯の表面で反射した光や、歯の中から反射した光によって"歯の色"がつくられます。人間の目は、光のすべての波長を反射するような白さを感じることはできません。

　歯は何となくホワイト系の色調を有しているのですが、実際には歯はそれほど白いものではなく、黄色味を帯びていたり、ときには赤みがかっていることもあります。人の肌の色が異なるように、歯の色もそれぞれ異なるのです。

歯の色に悩む人は多い

　一方、歯の色は、歯やお口の悩みとして上位に挙げられるものとなっています。また、年代が若いかたほど、歯の色を気にしているとされます。

日本歯科医師会による「歯科医療に関する一般生活者意識調査」

「歯やお口の悩みは何ですか」という問いに対し、「歯の色が気になる」と答えた人は2番目に多い割合でした
（日本歯科医師会 2022年11月）。

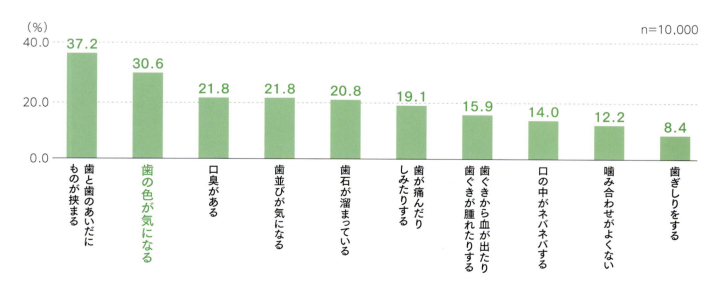

日本歯科医師会による「歯科医療に関する一般生活者意識調査」の年代別の結果

「歯やお口の悩み」として、「歯の色が気になる」という回答は、若い世代ほど多く見られました（日本歯科医師会 2022年11月）。

	10代 (n=580)	20代 (n=1234)	30代 (n=1423)	40代 (n=1851)	50代 (n=1682)	60代 (n=1586)	70代 (n=1644)
1位	歯の色 (37.6%)	歯の色 (41.4%)	歯の色 (41.0%)	ものが挟まる (36.8%)	ものが挟まる (40.2%)	ものが挟まる (41.7%)	ものが挟まる (45.9%)
2位	歯並び (30.9%)	歯並び (29.3%)	ものが挟まる (35.2%)	歯の色 (36.1%)	歯の色 (28.4%)	歯石 (20.5%)	歯の色 (17.3%)
3位	口臭 (22.4%)	ものが挟まる (26.4%)	歯並び (29.0%)	口臭 (26.1%)	歯石 (22.5%)	歯の色 (20.2%)	歯が痛む・ しみる（15.5%）
4位	歯が痛む・ しみる（20.2%）	口臭 (23.0%)	口臭 (27.1%)	歯石 (23.9%)	口臭 (21.8%)	口臭 (18.6%)	口臭 (14.5%)
5位	ものが挟まる (19.8%)	歯石 (20.7%)	歯石 (25.2%)	歯並び (23.8%)	歯並び (20.9%)	歯が痛む・ しみる（16.6%）	歯石 (14.0%)

あなた自身に合った白さを

　歯の色に限らず、色は照明や見る方向の違いによって異なって見えます。肉体的あるいは生理学的因子とともに環境的因子も影響するため、「ものを見る」という行為は複雑になります。歯は顔のなかでも相対的に明度が高い（白い）組織なので、白さが強調されて見えることも影響しているようです。

　歯の白さを意識することは多くの場面でありますが、実際には「眼で色として認識するもの」と、歯の色はこのようなものだと「心の中で思っているイメージ」が混じり合っているとされます。これには、「錯視」という生理現象も関連します。白く輝く歯は好ましいものと思うとともに、歯は白いものと考えるのは、そこに歯に対する社会的な"美の意識"が投影されているからです。ものの見え方には、さまざまな因子が影響します。単に「白い歯」を求めるだけではなく、「あなた自身に合った白さ」を求めることが大切なのではないでしょうか。

ものが見える仕組み

物体の色や形は、光源からの光が反射して眼の網膜で像を結び、脳で知覚として認知されます。

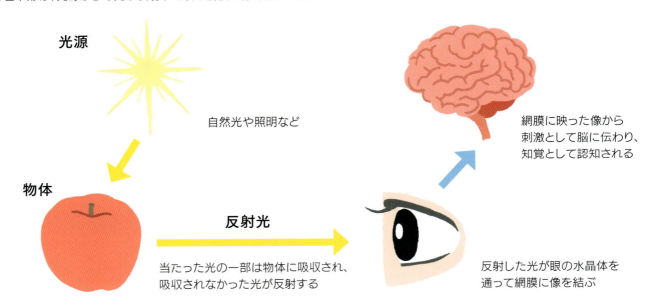

光源

自然光や照明など

物体

反射光

当たった光の一部は物体に吸収され、吸収されなかった光が反射する

反射した光が眼の水晶体を通って網膜に像を結ぶ

網膜に映った像から刺激として脳に伝わり、知覚として認知される

2　歯の色の何が気になる？

宮崎真至　日本大学歯学部保存学教室修復学講座 教授

ご自分の歯の何が気になっていますか

ひとくちに「歯の色が気になる」といっても、その原因は多岐にわたります。まずはご自分の歯の何が（どこが）気になるのか、整理しておくとよいでしょう。

歯の全体的な色調が気になるのか、それとも1本（または数本）の歯の色が気になるのか。

1本（または数本）の歯の色が気になる場合、その歯はこれまで治療を受けたことのない歯か、それとも詰め物・被せ物の治療や、歯の根の治療（むし歯の進行や、歯をぶつけたりして壊死した神経を除去する治療）を受けたことがある歯か。もしくは、詰め物・被せ物の色調がほかの歯と合わず目立ってしまっているのが気になるのか。何が気になるのかにより、歯を白くする方法も変わってきます。

歯の着色や変色が気になる

黄ばんで見える、褐色に見えるなど、歯の色が変わって見えるとき、それは「着色」による場合と、「変色」による場合があります。着色と変色は見かけは似ていますが、その原因は異なります。

着色とは、「歯の表面に着色物質が沈着した状態」です。たとえばお茶をよく飲む人では、歯の表面に茶渋（タンニン）が付着して歯が黄ばんで見えますし、タバコを吸う人はタールが歯の表面に付着して、歯が褐色に見えます。

一方、変色とは、おもに「歯の内部で生じた色の変化」です。むし歯（う蝕）による変色は、初期には歯の表面のエナメル質に白斑が生じる程度ですが、むし歯が歯の内部の象牙質にまで進行すると、黄色〜黒褐色になります。

加齢にともない象牙質の厚みが増した結果、歯の黄色味が増すこともあります。歯をぶつけたり、歯の内部に細菌感染が起きて歯の神経がダメージを受けた際も、変色が生じます。くわえて、ある種の代謝疾患も、歯の変色を起こすことが知られています。

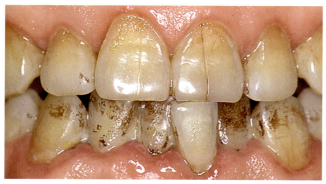

タバコのタールとプラークが付着したことによる歯の着色。

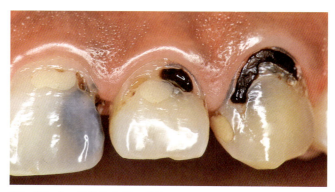

むし歯によって生じた歯の変色。

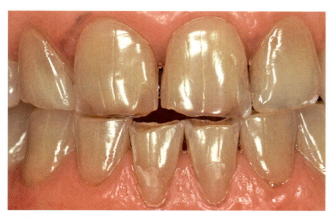

加齢によって生じたと考えられる歯の変色。

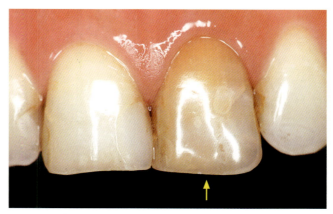

歯の神経が壊死したことによって起きた歯の変色。

詰め物・被せ物の色や見かけが気になる

　詰め物の材質によっては、長く使い続けているうちに変色して、歯の色と差が目立つようになります。詰め物のまわりがむし歯になって境目が目立つこともありますし、被せ物が欠けて見かけが悪くなることもあります。

　また、「金属の詰め物・被せ物が目立つので、歯の色に近いものに入れ替えたい」というかたもいることでしょう。詰め物や被せ物の金属を目立たないものにする治療は、保険診療と自費診療でいくつかあります。

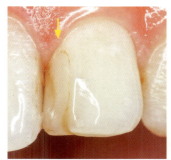

変色した詰め物。

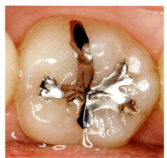

目立つ金属の詰め物。

新しく入れる歯の色や見かけが気になる

　むし歯や歯周病などで歯を失った場所に「歯を補う治療」を受けるとき、お口の中のほかの歯と調和した、自然な見た目を希望されるかたも多いと思います。

　歯を補う治療にはブリッジや入れ歯、インプラントなどがあります。ブリッジや入れ歯は、保険診療のものでは金属が目立ってしまいますが、自費診療のものならそうした審美性の問題をクリアできます。

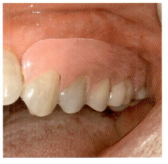

金属の留め具を利用しないノンメタルクラスプデンチャー。
（写真提供：田代浩史先生）

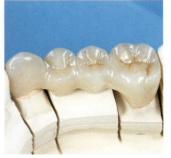

歯に近い色のジルコニア（セラミックの一種）のブリッジ。
（写真提供：小峰　太先生）

次ページより、「歯の着色を白くしたい」（p.14）、「歯の変色を白くしたい」（p.16）、「詰め物・被せ物を白くしたい」（p.26）、「白い歯を入れたい」（p.30）というシチュエーション別に解説していきます。ご自身のお悩みに合ったページをご覧ください。

3 歯の着色を白くしたい

宮崎真至　日本大学歯学部保存学教室修復学講座 教授

着色を落とすにはセルフケアとプロフェッショナルケア

コーヒーやお茶、チョコレートなど、ポリフェノール類を含む飲食物の摂取にともない、歯の表面に黄色〜茶褐色の「着色」が生じることがあります。喫煙者のかたの場合は、タールが歯の表面に付着することで茶褐色の着色が生じます。

着色の程度は個人差が大きく、毎日お茶をたしなんでいても、ほとんど着色が見られないかたもいます。これには、その人の歯の表面の性状や、お口の清掃状態、唾液の性質（唾液中のタンパク質成分、唾液の pH や流出量など）の違いが影響しているものと考えられます。とくに、歯みがきが十分行き届かない歯に着色が多く見られます。

こうした着色は、基本的には、歯みがき剤を用いた正しい歯みがきで改善できます。ポリリン酸ナトリウム、ポリアクリル酸ナトリウム、ピロリン酸ナトリウムといった歯みがき剤の成分は、着色物質（ステイン）を浮かせて落としやすくします。

頑固な着色に対しては、歯科医院でのプロフェッショナルケア（PMTC：プロフェッショナル・メカニカル・トゥース・クリーニング）が有効です。歯科医院では、回転式のブラシまたはラバーカップなどを専用のペーストとともに用いて、機械的に清掃を行います。

歯科医院での指導をもとにセルフケアのレベルを上げて、ご自身のケアでは落とせなかった汚れを歯科医院のプロフェッショナルケアで落としてもらうのが、着色除去の基本です。

セルフケア

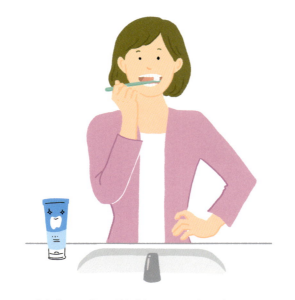

ご自宅での歯みがき剤を用いた歯みがきなど。

プロフェッショナルケア

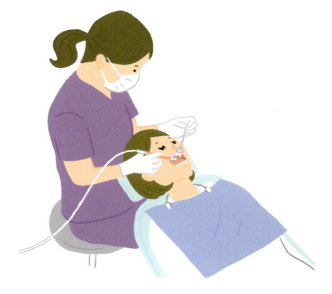

歯科医院での専門的な器具・器材を使ったクリーニング。

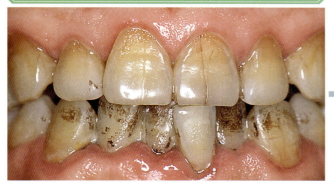

初診時のお口のようす。褐色の部分はむし歯ではなく、プラークや着色です。

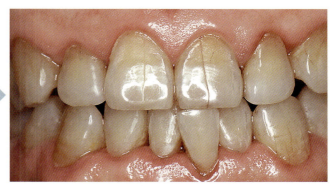

セルフケアのための口腔清掃指導をするとともに、プロフェッショナルケアとしてポリッシングを行いました。

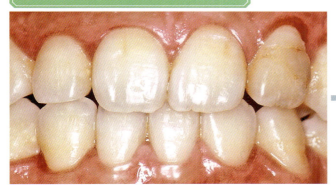

歯のホワイトニングを希望して来院された患者さん。歯が全体的に黄色がかっています。

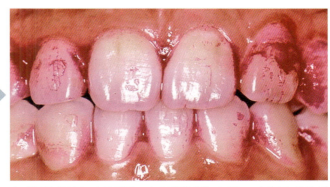

まずは染色液によるプラークの染め出しを行い、毎日の歯みがきを含めたセルフケアの重要性を認識していただきました。

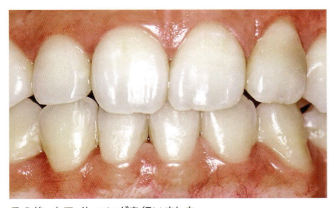

その後、ホワイトニングを行いました。

ポリリン酸はあくまで「着色」を除去するもの

　歯みがき剤や歯の美白に用いられているポリリン酸は、色素を分解する化学物質で、歯の表面の着色を浮かせて取り除く効果が期待されます。また、汚れが除去された歯の表面に、再び着色することを防ぐともされています。ただ、ポリリン酸では歯の表面の着色は除去できるものの、歯の変色自体を改善することはできません。歯科医院で受けられる「医療としてのホワイトニング」とは異なるものです。

4　歯の変色を白くしたい──ホワイトニングによる治療

宮崎真至　日本大学歯学部保存学教室修復学講座 教授

「ホワイトニング」には数種類ある

歯の変色の代表的な治療法といえば、「ホワイトニング」です。ホワイトニングには、歯科医院で行う「オフィスホワイトニング」と、患者さんがご自宅で行う「ホームホワイトニング」、それらを併用する「デュアルホワイトニング」があります。患者さんのご希望やライフスタイル、または歯の変色の度合いによって選ばれます。

着色除去が「歯を本来の色に戻す」処置なら、ホワイトニングは「歯を本来の色より白くする」処置といえます。治療の詳細については、**Section 2**（p.44）をご覧ください。

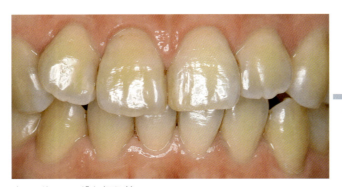

ホワイトニングを行う前。

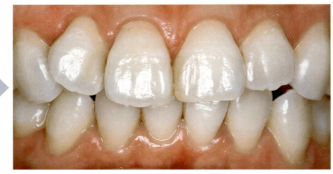

ホワイトニング開始から2週間後。

歯科医院で行うオフィスホワイトニング

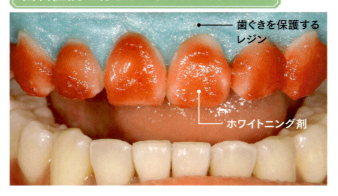

歯ぐきを保護するレジン

ホワイトニング剤

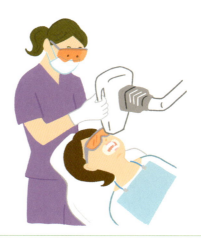

- ●歯科医師の診断のもと、歯科医院で行います。
- ●漂白効果のあるホワイトニング剤(過酸化水素)を塗布し、歯に作用させます(写真では赤色のジェル)。
- ●効果を高めるための指導や評価、サポートを適宜受けられます。
- ●ホワイトニング後はフッ素（フッ化物）を配合したバーニッシュ（上塗り剤）などを塗布すると、効率的な歯質の強化が期待できます。

ご自宅で行うホームホワイトニング

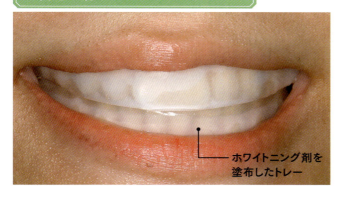

ホワイトニング剤を
塗布したトレー

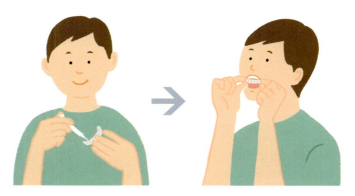

●歯科医師の診断のもと、患者さんがご自宅で行います。
●歯型状のトレーに漂白効果のあるホワイトニング剤（おもに過酸化尿素）を塗布して、
決められた時間と日数、装着していただきます。
●効果を高めるための指導や評価、サポートを適宜受けられます。

2つを併用するデュアルホワイトニング

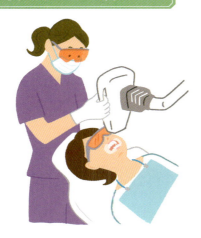
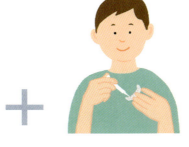
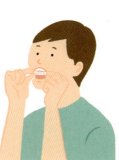

●歯科医院でのオフィスホワイトニング（1〜2週間ごと、数回）と、
ご自宅でのホームホワイトニング（毎日、数週間）を併用する手法です。
●おもに、どちらか一方だけでは色調の改善が難しいケースに用いられます。

加齢による変色を白くする

　歯は、加齢にともない象牙質が厚くなっていきます。神経（歯髄）が占める内部のスペースに象牙質が増えていくのですが、このとき色素も同時に取り込まれ、歯が黄ばんで見えるようになっていきます。さらに、エナメ　ル質が損耗して薄くなると、そこにできた亀裂の溝などが着色されて、褐色が増して見えるようにもなります。

　加齢による変色には、ホワイトニングが有効なことが多いです。

加齢による変色をホワイトニングで白くする

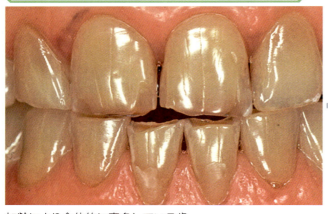

加齢により全体的に変色している歯。

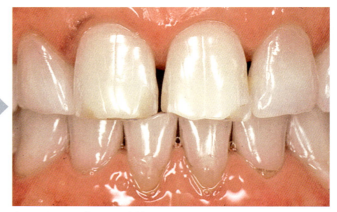

ホワイトニングにより改善しました。

テトラサイクリン系抗菌薬による変色を白くする

　テトラサイクリン系抗菌薬には、カルシウムと結合しやすい性質があり、カルシウムに富んだ歯質や骨などに取り込まれやすいことが知られています。そのため、歯の形成期にテトラサイクリン系抗菌薬を服用した期間が長い、または用量が多いと、テトラサイクリンが歯質の無機質と結合して沈着し、歯の色が黄色〜褐色〜灰色を帯びます。

　この場合、過酸化水素や過酸化尿素を主成分としたホ　ワイトニング剤を用いることで、色素を分解して歯を白くできます。とはいえ、変色の程度によっては、改善効果が得られにくく、治療期間が長くなります。

　変色が重度のときは、歯の表面のみを削ってコンポジットレジンを詰めたり、「ラミネートベニア」という天然の歯に近い色のセラミックの薄片を貼りつける治療が選択されます。なお、この変色がもっとも多いのは1970年代に生まれた世代で、現在ではほとんど見られません。

テトラサイクリンによる変色をホワイトニングで白くする

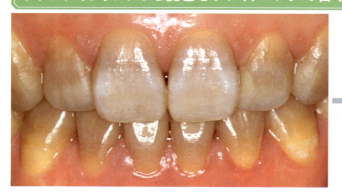

テトラサイクリンにより全体的に変色している歯。

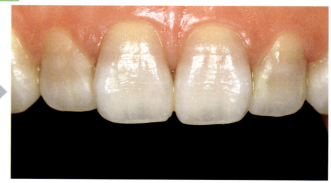

ホワイトニングにより改善しました。

神経のない歯の変色を白くする

ぶつけたり転んだりして神経がダメージを受けた歯や、むし歯が重度に進行したために歯の神経（歯髄）が壊死した歯、またはそれにともない歯の根の治療を受けた歯は、時間とともに変色してくることがあります。

このような、神経がなくなっている歯の変色を改善したい場合は、「ウォーキングブリーチ」（インターナルブリーチ）と呼ばれるホワイトニングを行います。オフィスホワイトニングと同様、歯科医院で行う治療です。治療の詳細については、**Section 2**（p.55）をご覧ください。

歯科医院で行うウォーキングブリーチ

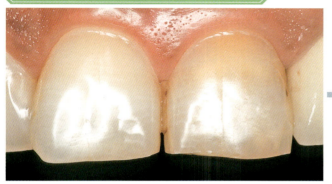
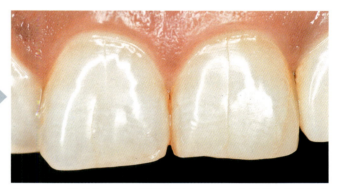

上の前歯2本に歯の根の治療を受けてから数年後、変色が目立つようになりました。

ウォーキングブリーチを2回繰り返すことで、色調が改善されました。

歯の内部にホワイトニング剤を詰める

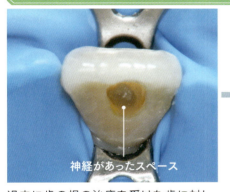
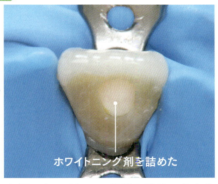
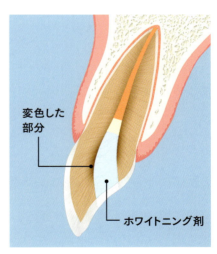

神経があったスペース

過去に歯の根の治療を受けた歯に対し、歯の裏側から穴を開けます。
（写真提供：高見澤俊樹先生）

ホワイトニング剤を詰めた

内部にホワイトニング剤を詰めて変色を改善します。

変色した部分

ホワイトニング剤

- ●歯科医師の診断のもと、歯科医院で行います。
- ●歯の内部から漂白する手法で、過去に神経が存在していたスペースにホワイトニング剤（過酸化水素と過ホウ酸ナトリウムを混和したもの）を7～10日ほど詰めて、変色を改善します。
- ●神経が存在していたスペースは、最終的には、コンポジットレジンなどで封鎖されます。

歯の神経へのダメージによる変色を白くする

歯をぶつけた外傷などにより神経がダメージを受けた歯は、血液の分解産物が象牙質の内部にある無数の細い管（象牙細管〈ぞうげさいかん〉）の中に蓄積して、色調が暗くなることがあります。

はじめは気がつかないことも多いのですが、次第に変色が進行していきます。1本の歯に限局して変色が起こるため、目立つものとなります。

このようなケースでは、歯の根の治療をしてからウォーキングブリーチを行ったり、被せ物やラミネートベニアなどで対応します。

歯の内部からの変色にウォーキングブリーチ

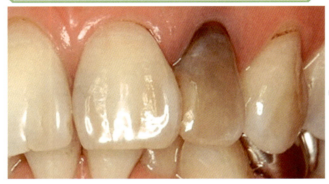 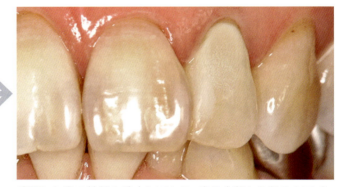

外傷などで歯の神経がダメージを受けたことにより、歯が内部から変色してしまっています。

壊死した歯の神経を除去してから、歯の内部から行うホワイトニング（ウォーキングブリーチ）を行いました。

詰め物と色調が合わなくなったときは……

ホワイトニングやウォーキングブリーチをした後に、もともと入っていた詰め物と、改善された歯の色調の差が目立つようになることがあります。そのようなときは、コンポジットレジンの詰め物を詰め直して色調と形態を整えると、見た目を改善できます。

コンポジットレジンは、比較的自由度が高く、適応できる症例の範囲も広いことから、使用される頻度が高い詰め物です。

ホワイトニング後に詰め物を詰め直す

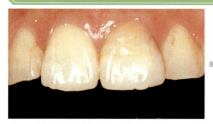 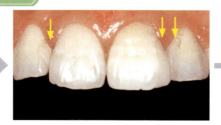 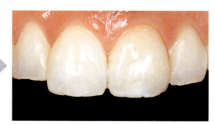

ホワイトニングを行う前。

ホームホワイトニング開始から2週間後。ところどころ、詰め物の色との差が目立ちます。

コンポジットレジンを詰め直すことで、ホワイトニング後の歯の色調に合うようになりました。

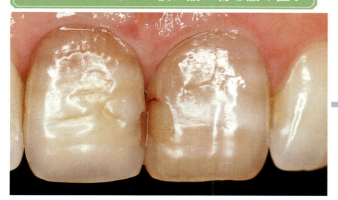

ウォーキングブリーチを行う前。歯全体が茶褐色に変色しています。

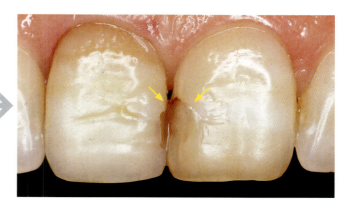

ウォーキングブリーチによって色調が改善しましたが、もともと入っていた詰め物の色が目立つようになりました。

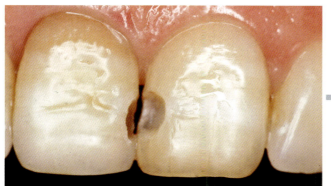

まずは古い詰め物を除去します。

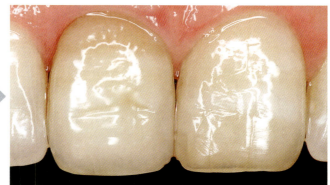

歯の色調に合うコンポジットレジンを新しく詰め直しました。

　なお、軽度の歯並びの不正（歯列不正）をともなう場合は、歯の表面のみを削って、ラミネートベニアを貼りつけることもあります。

　ホワイトニングに限らず、歯をできるだけ削ることなく審美的な結果を得ることが、歯科の目標のひとつとなっています。

歯の変色を白くしたい──ホワイトニング以外の治療

宮崎真至　日本大学歯学部保存学教室修復学講座 教授

変色の原因に応じて治療法は変わる

歯の変色の原因によっては、ホワイトニングでは対応できないことがあります。むし歯により審美性が悪くなっているケース、歯の形成不全や形態異常にともなう変色が原因のケースなどがそれにあたります。そうしたケースではどのような治療を行うのか、見ていきましょう。

むし歯による変色を白くする

むし歯（う蝕）は、痛みや歯質の損傷をともなうだけでなく、審美性にも影響します。

エナメル質に生じた初期のむし歯（初期う蝕）では、エナメル質の表層下のミネラル成分が溶け出すことによって、「ホワイトスポット」と呼ばれる白斑が生じることがあります。

対応としては、フッ素（フッ化物）を配合した溶液やバーニッシュ（上塗り剤）を塗布して、ミネラル成分を歯質に再取り込みさせる治療（再石灰化療法）を行います。また、病変部を酸で処理した後、レジン成分を浸透させてマスキングさせるような治療も行われます。

進行して象牙質にまで達したむし歯では、病変部が黄色〜褐色〜黒褐色を呈します。象牙質のむし歯の場合、病変部をすべて除去してから、詰め物を用いて修復を行います。修復には、できるだけ歯と同様の色調の材料を用いるようにしますが、むし歯が生じた場所やむし歯の大きさなどによっては、機械的な性質が高い金属材料を用いることもあります。

最近では、コンピュータ技術（CAD/CAM技術）を用いて、歯と同様の色調かつ強度が高いレジン製ブロックを削り出して、詰め物や被せ物を製作する手法も見られます。材料の種類によっては保険診療となります。

初期むし歯の白斑をフッ素で改善する

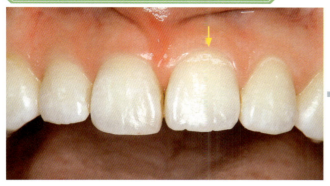

エナメル質に初期のむし歯（白斑の部分）ができています。

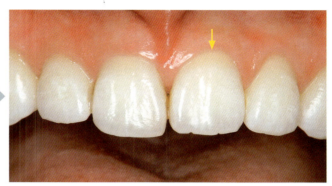

フッ素による再石灰化療法により、白斑が改善しました。

むし歯部分に詰め物を入れる

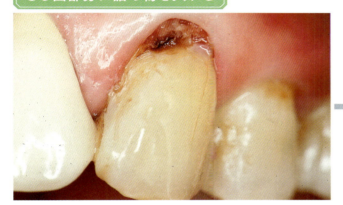

歯と歯ぐきの境目にむし歯ができています。

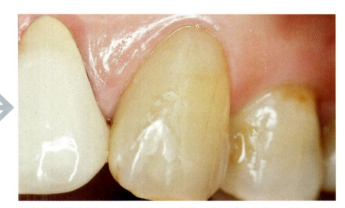

むし歯部分を除去した後、コンポジットレジンを詰めました。

レジン製ブロックで被せ物をつくる

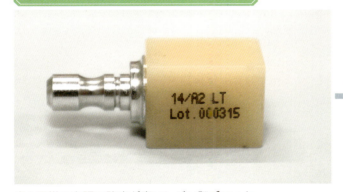

歯と同様の色調で強度が高いレジン製ブロック。

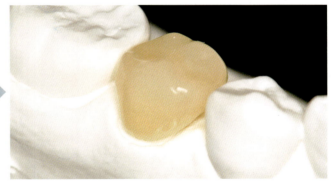

ブロックを削り出して被せ物（CAD/CAM冠）を製作しました。

形成不全による変色を白くする

遺伝的な要因、あるいは歯の形成期に何らかの要因があって、エナメル質や象牙質の形成が阻害されることがあります。こうした「形成不全」のある歯のエナメル質は軟らかく摩耗しやすいため、歯が乳白色あるいは褐色になることがあります。また、表面が粗造なために着色もしやすくなります。

象牙質の形成不全があると、エナメル質が剥離しやすくなります。歯に透明感が強く、灰褐色でオパールのような光沢を帯びることが特徴です。

そのほか、乳歯の根の先に生じた病変が、形成途上にある永久歯の芽（歯胚）に波及することでエナメル質の

形成不全を生じたものを「Turner歯」（ターナー歯）と呼びます。小臼歯のほお側の噛む面（咬頭）や前歯の唇側に多く見られ、永久歯が濃い白色や茶・黄色などに変色します。重度になると、歯の表面が凸凹になり、象牙質が露出することもあります。

歯の表層下で生じた変色に対しては、研磨ペーストを用いて変色した部分をこすり取る、または変色部を除去した後、コンポジットレジンを詰めて審美性を回復するなどの方法があります。

変色だけでなく、歯の形態に問題がある場合は、ラミネートベニアや被せ物で対応することもあります。

形成不全と変色をコンポジットレジンで治療する

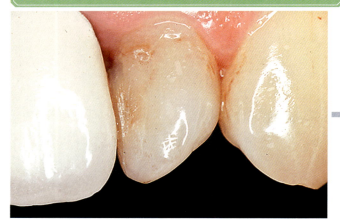

形成不全の前歯（側切歯）。ふつうより小さく、変色も生じています。

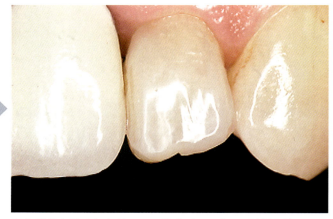

変色部分を除去した後、コンポジットレジンで形態を修正しました。

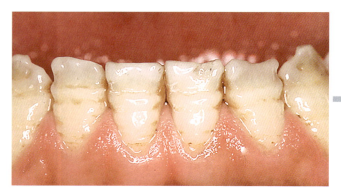

エナメル質の形成不全により歯の表面に凹凸ができ、その段差が変色しています。

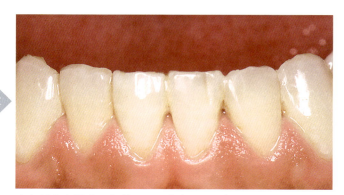

変色部分を除去した後、コンポジットレジンで段差を埋めました。

金属イオンの溶出による変色を白くする

詰め物や被せ物に使用されたアマルガムなどの金属の材料から、金属イオンが溶出して変色を生じることもあります。銀イオンの溶出では黒色、銅イオンの溶出では緑青色を帯びます。

こうしたケースでは、変色部分を除去してから詰め物や被せ物を入れ直すことで、見た目を改善できます。

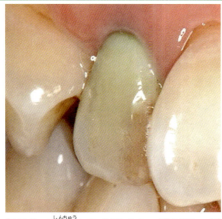

被せ物の真鍮から金属イオンが溶出し、緑青色を帯びています。

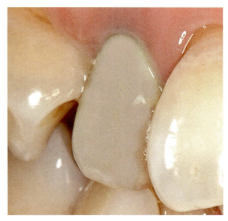

変色部分を除去してから、コンポジットレジンを詰め直しました。

酸蝕による変色を白くする

酸性の飲食物（柑橘類や酢、酸性飲料）を好んで頻繁に摂っていたり、逆流した胃酸などの影響により歯の表面からミネラル成分が溶出することを「酸蝕」といい、酸蝕になった歯を「酸蝕歯」といいます。歯の表面のエナメル質が薄くなるため、象牙質の色が透けて、歯全体が黄色みを帯びて見えるようになります。

酸蝕による変色への対応は、比較的複雑です。まず、食習慣、服薬あるいは疾患などについての問診からはじめ、必要に応じた指導を行います。そして、さらなる酸蝕の進行を予防するために、高濃度のフッ素を配合した歯みがき剤の使用とともに、飲食後のうがいを含めた口腔清掃についても指導を行います。

それらで対応できない審美性の不良には、詰め物などで対処します。

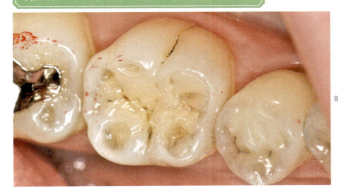

酸蝕により全体的に変色している歯。

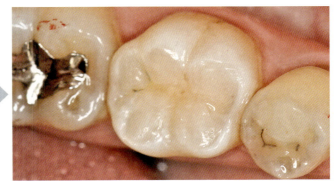

変色部分を除去してから、コンポジットレジンを詰め直しました。

6 詰め物・被せ物を白くしたい

宮崎真至　日本大学歯学部保存学教室修復学講座 教授

金属の詰め物をセラミックで白くする

　奥歯（臼歯）の詰め物には、その機械的な性質の高さから、金属が利用されることがあります。

　金属の詰め物や被せ物は、長い年月にわたってお口の中で機能しますが、大きな口を開けて笑ったときなどに金属の色が見えてしまいがちです。また、詰め物や被せ物の材質によっては、長くお口に入っているうちに変色したり、腐食して黒ずんだり、一部が摩耗・破折して審美性を損なうこともあります。こうした事情から、でき

れば歯と同様の色調の詰め物や被せ物にしたいと思われるかたもいることでしょう。

　詰め物や被せ物の材料の選択は、材料の強度やお口の状態、または保険診療か自費診療かによっても異なります。セラミックなどの材料は、天然の歯と同じように見えることが大きな特徴ですが、自費診療となります。セラミックは、審美性とともに歯の形態を正確に再現できるので、前歯だけでなく奥歯にも有効な治療法です。

金属の詰め物をセラミックにする

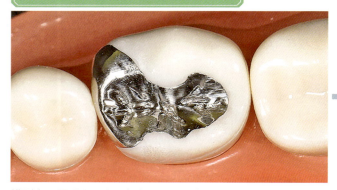

模型上で再現された、奥歯に入った金属の詰め物。保険診療の治療で、メタルインレーと呼ばれます。

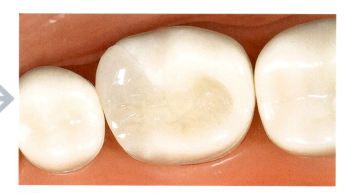

自費診療のセラミックに詰め替えると、このような見かけになります。

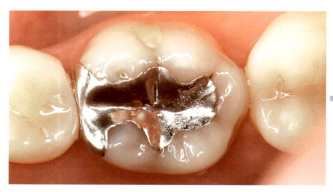

こちらは実際のお口の中の写真。奥歯に金属の詰め物（インレー）が入っています。

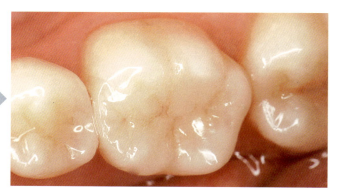

セラミックに詰め替えました。ご自身の歯とほとんど見分けがつきません。

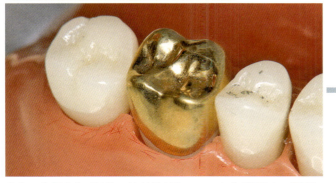

奥歯に金属（ゴールド）の被せ物が入っています（模型上で再現）。

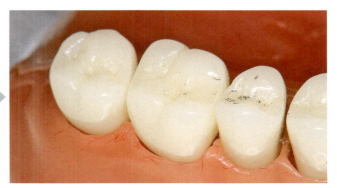

セラミックの被せ物にしました。

金属の詰め物をコンポジットレジンで白くする

　最近では、保険診療でも、奥歯に対して歯の色調に近い詰め物を入れることが可能となっています。適応する症例は限られるものの、選択肢に増えています。コンポジットレジンや、レジンブロックを削り出したCAD/CAMインレーなどがあります。

　↓は、金属の詰め物をコンポジットレジンに詰め替えた例です。このようなケースでは、詰め物をすべて除去してから詰め替える方法が一般的です。

金属の詰め物をコンポジットレジンにする

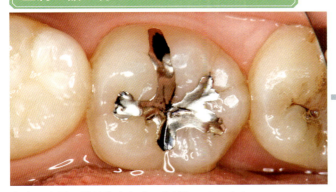

奥歯に金属の詰め物（インレー）が入っています。

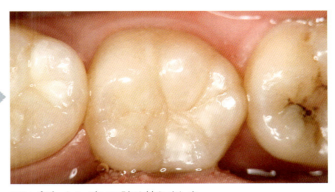

コンポジットレジンに詰め替えました。

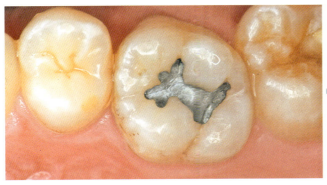

奥歯にアマルガム（金属の一種）の詰め物が入っています。アマルガムは、腐食によって黒色を帯びています。

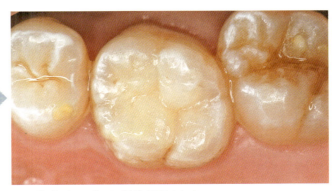

コンポジットレジンに詰め替えました。

詰め物の変色を白くする

コンポジットレジンは、歯と同様の色調を有し、操作性もよいことから、前歯の治療に多く用いられます。しかし、時間の経過とともにすり減りが生じ、その部分に変色が見られるようになることもあります。

その場合は、表面の変色部分を削り取り、コンポジットレジンの詰め直しを行います。

ただし、奥歯の詰め物では、詰め物のまわりからむし歯が進行してしまっているケースも多いです。そうしたときには、古い詰め物とむし歯になっている部分をすべて取り除いてから詰め直します。

変色したコンポジットレジンを詰め直す

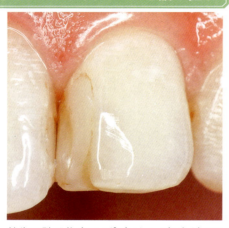

前歯の詰め物（コンポジットレジン）がすり減り、変色しています。

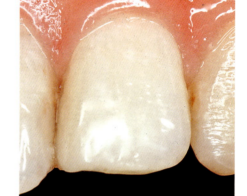

変色した部分を削り、コンポジットレジンを詰め直しました。

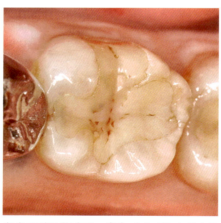

奥歯の詰め物（コンポジットレジン）がすり減り、変色しています。

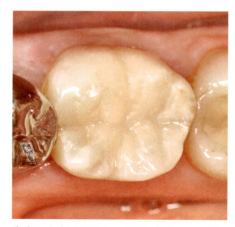

変色した部分を削り、コンポジットレジンを詰め直しました。

コンポジットレジン以外の詰め物にも、変色は起こります。たとえば次ページの患者さんは、右上の前歯を転んでぶつけたために、抜かなくてはならなくなりました。歯のなくなった場所をそのままにはできないので、応急的に人工歯を入れました。歯のない場所に合うように調整し、接着剤で貼りつけます。

この人工歯の材料にアクリルレジンを用いたのですが、時間の経過とともに変色してしまいました。そこで、変色した人工歯を取り除き、コンポジットレジンの人工歯に置き換える治療を行いました。コンポジットレジンは、アクリルレジンよりも形態の自由度が高く、まわりの歯の色調との適合性も優れています。

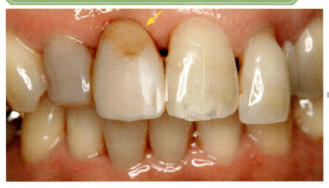

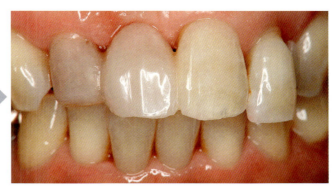

右上の前歯はアクリルレジンでつくられた人工歯です。根元部分が変色しています。

コンポジットレジンの人工歯に置き換えました。

割れた被せ物の見た目を改善する

金属の被せ物（金属冠）の一種に、内側のフレームは金属でつくり、その表面を歯と同様の色調のレジン系材料でコーティングする（前装する）「レジン前装冠（ぜんそうかん）」というものがあります。

内側の金属部分は強固なのですが、外側のレジン部分が磨耗したり、何らかの外力によって破折して、金属部分が露出してしまうことがあります。

破折した個所が限られているなら、適切な前処理を行った後に、コンポジットレジンを用いて修理します。修理にはいくつかの工程が必要で、時間もかかります。しかし、被せ物をすべて外してやり直しをするよりも、費用や治療時間の点からは優れていると考えられます。

レジン前装冠

前装部分は
レジン製

内側の
フレームは
金属製

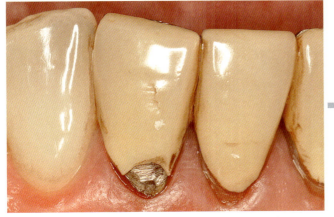

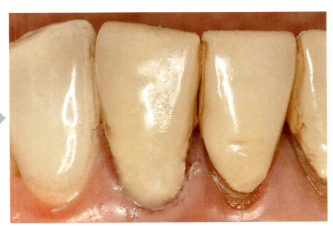

被せ物（レジン前装冠）の一部が破折し、内部の金属が見えてしまっています。

コンポジットレジンを詰めて修復しました。

7 | 白い歯を入れたい

宮崎真至　日本大学歯学部保存学教室修復学講座 教授

歯を失ったときの対応

　歯を失うと、食べる・話す・笑うという機能とともに、審美性が損なわれるなど、さまざまな影響が生じます。機能と審美性を回復するためにも、失われた歯（欠損）を何らかの人工物で補う「補綴治療」が必要となります（「補綴」とは「補いつなぎ合わせること」を意味します）。

　歯の欠損状態を回復する補綴治療は、歯のなくなった場所やなくなった本数によって異なります。1〜2本を失った場合（少数歯欠損）は、ブリッジ、部分入れ歯（部分床義歯）またはインプラントが用いられます。それ以上の本数を失った場合（多数歯欠損）は、部分入れ歯またはインプラントが用いられます。すべての歯を失った場合は、総入れ歯（総義歯）が用いられます。

ブリッジ

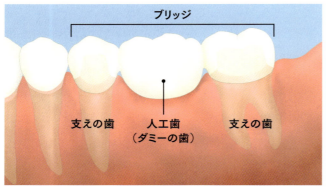

歯を失った場所の両隣の歯を削って、そこに被せ物と人工歯（ダミーの歯）が一体となった装置を入れます。

部分入れ歯

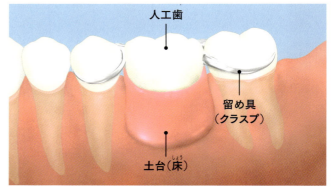

人工歯と土台が一体になったものを装着します。固定の方法は、まわりの歯に引っかけるクラスプ以外にもさまざまです。

インプラント

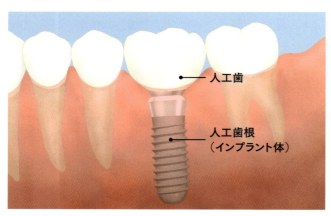

人工歯根をあごの骨に埋め込み、それに人工歯を取りつけます。

総入れ歯

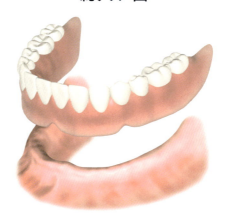

人工歯と土台が一体になったものを、歯ぐきに装着します。

白い歯のブリッジを入れる

　ブリッジは、歯を1〜2本失ったとき、その隣の歯を支えとして、失った歯の代わりとなる人工歯（ダミーの歯）を橋のように架ける装置です。両隣の歯の被せ物と人工歯が一体となっている構造上、両隣の歯の根（歯根）がしっかりしていることを条件とします。

　ブリッジは、被せ物に使用する材料により、「全部金属冠ブリッジ」「オールセラミックブリッジ」「ジルコニアブリッジ」「陶材焼付冠ブリッジ」「レジン前装冠ブリッジ」などに分類されます。材料の機械的性質と審美性によって、特徴や適応範囲が異なります。

　保険適用の金属（金銀パラジウム合金）を用いた「全部金属冠ブリッジ」は、金属色が見えるので審美性には劣ります（なお、金属とはいえ白金加金などは保険適用外です）。

　セラミックを用いた「オールセラミックブリッジ」などは、自費診療になるのですが、自然な見た目で審美性に富みます。最近では、CAD/CAM技術により、セラミックの一種のジルコニアを用いた奥歯（臼歯部）のブリッジもあります（ジルコニアブリッジ）。

　陶材焼付冠を用いた「陶材焼付冠ブリッジ」も審美性に富んではいますが、セラミックを用いたブリッジと同様に、自費診療になります。

　硬質レジン前装冠を用いた「レジン前装冠ブリッジ」は、金属のフレームの上にレジンが築盛されています。前歯部に入れる場合は保険診療になります。

金属を用いたブリッジ（保険診療）

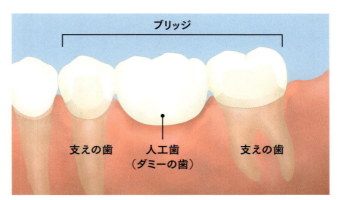

金属（金銀パラジウム合金）を用いた保険診療のブリッジ。

セラミックを用いたブリッジ（自費診療）

セラミックなどを用いたブリッジは、歯に近い見た目となります。

ジルコニアブリッジ

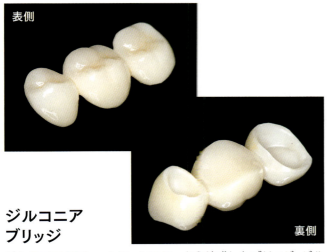

表側

裏側

ジルコニアのフレームに、セラミックを築盛したブリッジ。ジルコニアは強度が高いセラミックの一種です。

陶材焼付冠ブリッジ

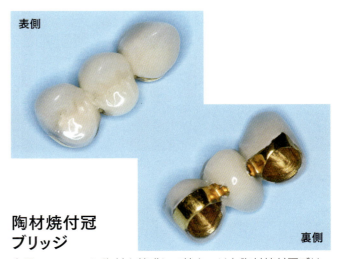

表側

裏側

金属のフレームに陶材を築盛して焼きつけた陶材焼付冠ブリッジ。金属部分は外から見えないように設計されています。

31

歯を削る量が少ないブリッジもある

ブリッジには、適応できる症例は限られているものの、ほかにも種類があります。「接着ブリッジ」は、その名のとおり、歯に接着して固定するブリッジです。歯質を削る量を最小限としながら、審美性とともに、噛む・話す機能を満たすものです。接着技術の進歩により、用いられるようになりました。

ほかに、コンポジットレジンを用いた「高強度コンポジットレジンブリッジ」もあります。審美性と機能を備えたものでありながら、型取り不要で、当日に治療を終えられます。極めて優れた治療といえますが、歯科医師に専門的な技術が必要であり、適応できる症例も限られます。

接着ブリッジで歯を補う

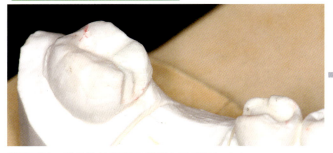

接着ブリッジの入る場所を模型上で検討します。

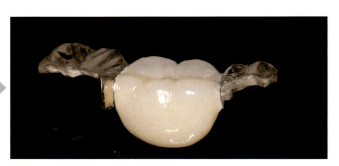

完成した接着ブリッジ（大臼歯用）。

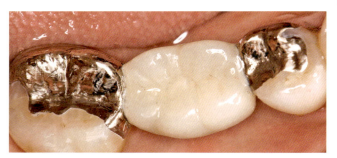

実際に装着されたところ。

高強度コンポジットレジンブリッジで歯を補う

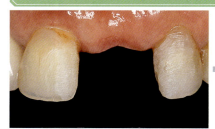

接着しやすいように、両隣の歯の表面を処理して粗造にします。

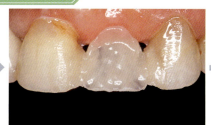

強度の高い接着剤で、コンポジットレジンの土台を接着します。

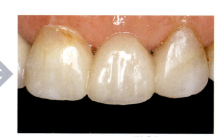

コンポジットレジンを填塞し、形態を整えて研磨します。

金属のクラスプは口元で目立ちやすい

複数の歯を失ったときに用いられる入れ歯が、部分入れ歯です。部分入れ歯はさまざまな症例に対応できるのですが、入れ歯を維持（固定）するために留め具（クラスプ）が必要になります。ただし、金属のクラスプは口元で目立ちやすく、審美性が損なわれることになります。

また、入れ歯はお口の中に入る装置なので、人によって感じかたは異なるものの、多少なりとも違和感があります。できるだけ目立たず、装着感を良好にしながら、外れにくい入れ歯をつくることはとても大切です。歯がどれだけ失われているのか、失った歯の場所、噛み合わせの状態または患者さんの希望などをすべて考慮して、入れ歯は製作されます。

同じ歯を失ったとしても、人によってお口の中の状態は変わりますので、入れ歯の構造も変わります。くわえて、保険診療の入れ歯かそうでないかによっても、入れ歯の設計は変わります。

入れ歯の金属部分

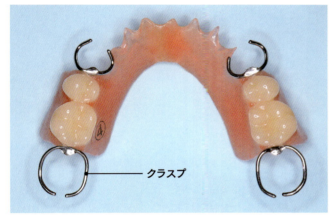

保険診療の入れ歯は金属のクラスプで固定されます。支えとなる歯の状態があまりよくないときには、負担がかかりにくい弱いバネのクラスプが用いられます。

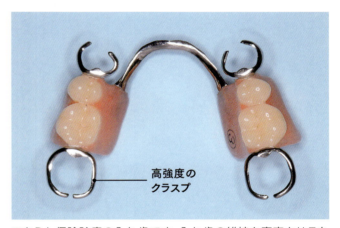

こちらも保険診療の入れ歯です。入れ歯の維持を安定させるために、精度が高く、強固なクラスプを用いています。

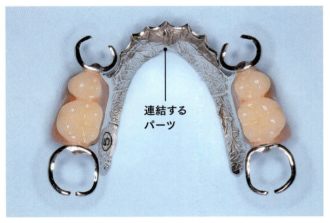

こちらは自費診療の入れ歯です。左右の入れ歯を連結するパーツ（大連結子）に金属を用いています。そのため入れ歯全体を薄くでき、違和感が少なく、維持も安定しやすくなります。

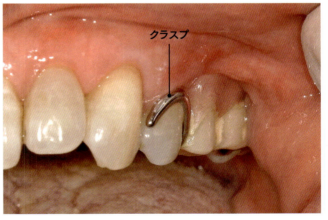

ただし、金属のクラスプはどうしても目立ってしまいます。
（写真提供：田代浩史先生）

入れ歯の構造を工夫してクラスプを目立たなくさせる

　金属のクラスプを目立たなくして、見た目をよくしたい場合、どのような方法があるでしょうか。

　自費診療の入れ歯は、設計の自由度が増すため、入れ歯の維持（固定）が得られやすい構造にしつつ、クラスプをできるだけ目立たなくできます。ただし、自費診療ですから、費用はかかります。

　たとえば、↓の入れ歯は、クラスプが見えくい構造になっています。上あごの裏側に薄い金属の板を当てて固定するとともに、クラスプの角度を工夫して、正面から見たときに目につかないようにしています。

自費診療の入れ歯

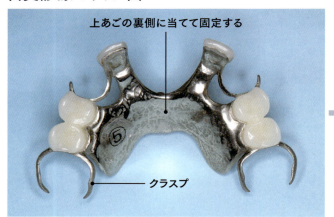

上あごの裏側に当てて固定する

クラスプ

クラスプのほかに、薄い金属の板で固定する構造です。

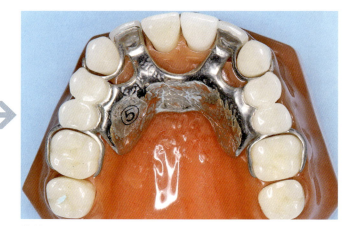

装着したところ。

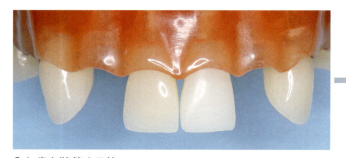

入れ歯を装着する前。

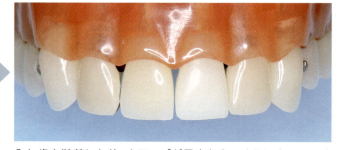

入れ歯を装着した後。クラスプが目立たないようになっています。

金属のクラスプを使わない「ノンメタルクラスプデンチャー」

　金属のクラスプを用いない部分入れ歯に「ノンメタルクラスプデンチャー」があります。その名のとおり、「金属のクラスプを使わない入れ歯」です。クラスプが目につかないので、審美性の点からは優れています。

　ただ、噛むことの安定性、つまり噛み合わせを支持するという観点からは、通常の入れ歯と比較して劣ります。

　これに限らず、ご自身に合った入れ歯を選ぶ際には、装着感や審美性、使いやすさ、費用など、納得するまで主治医と話し合うことが大切です。

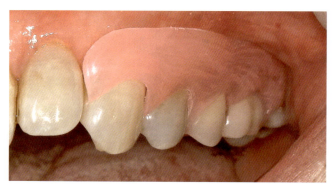

ノンメタルクラスプデンチャーの例。（写真提供：田代浩史先生）

磁石やインプラントを用いた入れ歯もある

審美性に優れた入れ歯には、マグネット（磁石）やインプラントを用いたタイプもあります。

マグネットで維持（固定）する入れ歯は、「磁性アタッチメント義歯」といいます。あごの骨に埋め込んだキーパーという磁性金属と、入れ歯裏面の磁石がくっついて、入れ歯が固定されます。入れ歯を固定するパーツは見えない構造になっています。

インプラントで維持する入れ歯は、「インプラントオーバーデンチャー」といいます。まずインプラントを骨に埋め込んでから、それを土台にして入れ歯を固定します。このタイプの入れ歯は審美的であるとともに、「噛む」能力に優れたものとなります。

もちろん、これらの治療法がご自身に適用可能かどうかは、事前に十分な診査が必要となります。

磁性アタッチメント義歯

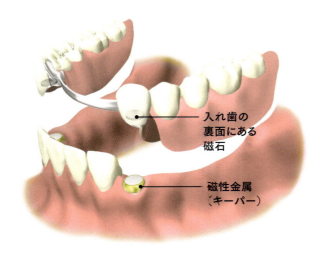

入れ歯の裏面にある磁石

磁性金属（キーパー）

磁石で入れ歯を固定する方法です。金属部分を覆うように入れ歯が入るので、金属部分は外からは見えません。

インプラントオーバーデンチャー

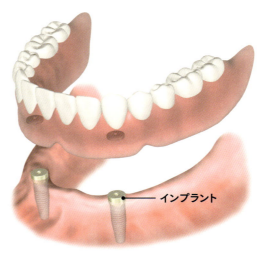

インプラント

インプラントに入れ歯をはめ込む方法です。インプラントを覆うように入れ歯が入るので、インプラントは外からは見えません。

インプラントで白い歯を入れる

歯を補う治療には、「インプラント」もあります。骨に埋め込んだ人工の歯根に、人工歯（上部構造）を取りつけます。ただ、ご存じのように、インプラントは埋め込むのに手術が必要で、自費診療のため治療費も高額になりがちです。くわえて、患者さんの全身の健康状態によっては、治療を受けられないこともあります。

インプラントの構造
人工歯根と人工歯がアバットメントというパーツで連結されています。

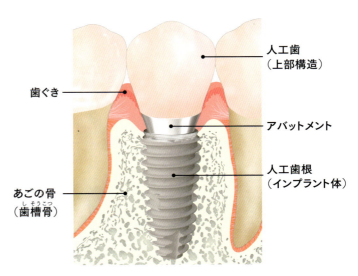

人工歯（上部構造）

歯ぐき

アバットメント

人工歯根（インプラント体）

あごの骨（歯槽骨）

Pick Up

あなたに合った
歯を白くする方法はどれ?

歯の色を改善する フローチャート

患者さんの要望と、それに対応する治療の選択肢をフローチャートにまとめました。どの治療があなたにふさわしいか、最終判断をするのはもちろん歯科医師ですが、ご自身に合った治療を考えるうえで参考になるかと思います。それぞれの治療の詳細は、Section 2 をご覧ください。

いまある歯を白くしたい

- 歯の着色が原因
- 歯の変色が原因
  - 歯に神経がある
  - 歯に神経がない（歯の根の治療済み）

詰め物・被せ物を白くしたい

歯を失った場所に白い歯を入れたい

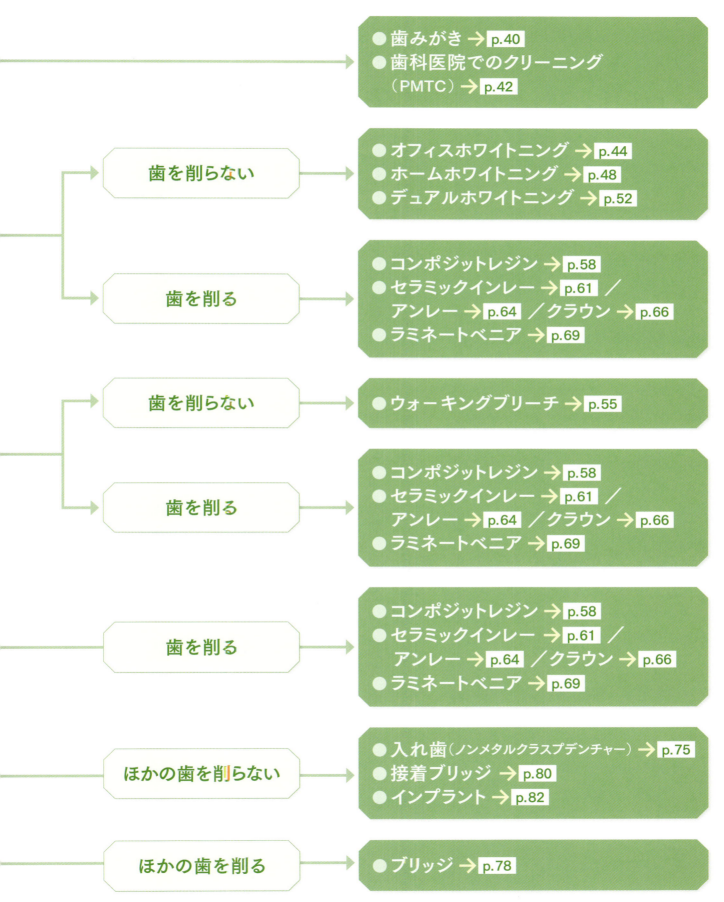

● 歯みがき → p.40
● 歯科医院でのクリーニング
（PMTC）→ p.42

歯を削らない

● オフィスホワイトニング → p.44
● ホームホワイトニング → p.48
● デュアルホワイトニング → p.52

歯を削る

● コンポジットレジン → p.58
● セラミックインレー → p.61 ／
アンレー → p.64 ／クラウン → p.66
● ラミネートベニア → p.69

歯を削らない

● ウォーキングブリーチ → p.55

歯を削る

● コンポジットレジン → p.58
● セラミックインレー → p.61 ／
アンレー → p.64 ／クラウン → p.66
● ラミネートベニア → p.69

歯を削る

● コンポジットレジン → p.58
● セラミックインレー → p.61 ／
アンレー → p.64 ／クラウン → p.66
● ラミネートベニア → p.69

ほかの歯を削らない

● 入れ歯（ノンメタルクラスプデンチャー）→ p.75
● 接着ブリッジ → p.80
● インプラント → p.82

ほかの歯を削る

● ブリッジ → p.78

定期健診で
白い歯を維持しよう

歯科治療は、お口の中に何らかの問題が生じたときに行われるものです。それによって、ある一定レベルの健康な状態に回復できます。しかし、その後のセルフケアのみでは、回復した健康な状態から、次第に病的な状態に移行してしまうことが懸念されます。

そこで、定期的に歯科を受診しお口の中をチェックしてもらい、プロフェッショナルによる高いレベルのクリーニングをしてもらうことで、健康な状態の維持およ

び向上が可能となります。セルフケアを確実なものとするとともに、不足している部分を補う観点からも、定期健診は重要と考えられます。

これと同じように、治療で「白い歯」を手に入れた後も、セルフケアだけではその維持は難しいです。美しい白い歯を長く保てるよう、治療後は定期的に歯科を受診して、検査やクリーニングなどプロのサポートを受けましょう。

定期健診と健康
定期健診によって、一定の健康な状態を維持することができます。

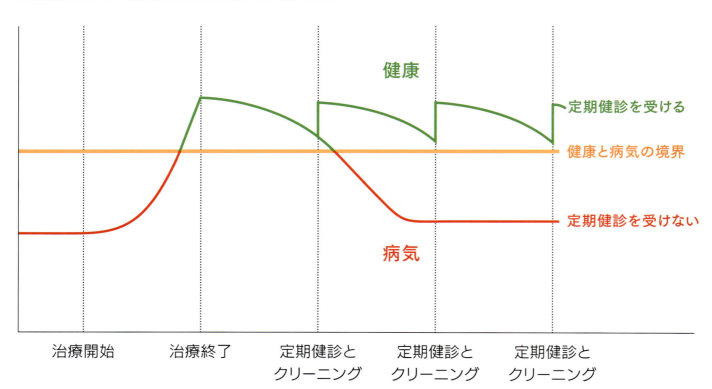

歯を白くする治療
15の実例

1 歯みがき

着色の除去

田代浩史 静岡県・田代歯科医院 院長

歯の表面の汚れを落とす基本

歯の表面の汚れを落とす基本は、歯みがきをはじめとした、患者さん自身のセルフケアです。とくに、歯みがきの技術が確立していない小児期に、歯科医院で清掃方法の指導を定期的に受けることで、適切なセルフケアが身につき、長期的にお口の中の健康を維持することが期待できるようになります。

歯の表面に付着した汚れ（プラークという細菌のかたまり）を染め出して視覚的に確認できる、専用の染色液も販売されています。お子さんの場合、保護者のかたといっしょに、小児期からの歯みがき方法習得のモチベーションとして活用するのもよいでしょう。

染色液によって、お口の中のどの場所に汚れが付着しているのかを把握したうえで、場所ごとに効率のよい清掃方法を、歯科医院で指導してもらいましょう。歯の表面には歯ブラシを使用し、歯と歯のあいだにはデンタルフロスや歯間ブラシなどを用います。歯みがき剤についても、どのようなタイプが適切なのか、年齢に合わせた使い分けを教えてもらいましょう。

プロの技術が必要な汚れも……

歯の表面の汚れには、患者さん自身のセルフケアによってある程度除去できてきれいになるものと、歯科医院での専用器材を使用したクリーニングによるプロフェッショナルケアでなければ除去できないものがあります。

その見極めには、歯科医院での定期健診の際に、歯科医師や歯科衛生士からアドバイスを受けることをおすすめします。患者さん自身のセルフケアできれいになるレベルの汚れでも、お口の中のどの場所に汚れがつきやすいのかを把握して、効率のよい歯みがき方法を専門家に指導してもらうことは重要だと思います。

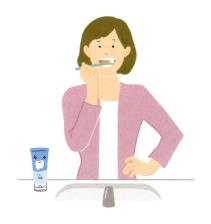

実際の治療を見てみよう

[CASE] 歯みがきで歯を白くする

歯みがきの指導前

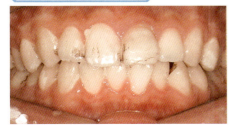

15歳の男の子。プラークの付着が多く、清掃状態がよくありません。

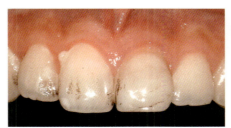

上の前歯は、歯のあいだの部分を中心にプラークの付着が多いです。

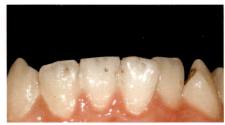

下の前歯は、歯の根元まわりを中心にプラークの付着が多いです。

染色液でプラークを染め出す

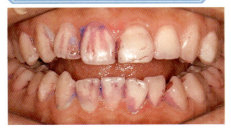

染色液（トリプラークIDジェル／ジーシー）でプラークを染め出した状態。

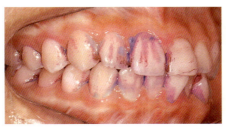

赤色は新しいプラーク、青紫色は古いプラーク、水色は酸性度が高い（むし歯のリスクが高い）プラークです。

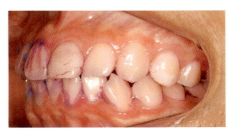

こちら側にもプラークの付着が見てとれます。

歯みがき指導と歯みがき

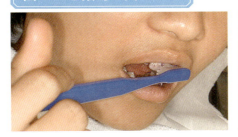

染め出し後、患者さんに歯みがきをしてもらい、歯みがきの問題点を把握します。

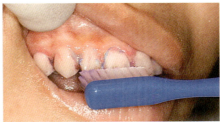

その後、歯科衛生士による歯みがきの指導を行います。

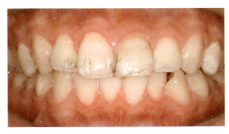

染め出されたプラークが歯みがきで除去されました。

2 歯科医院でのクリーニング　着色の除去

田代浩史 静岡県・田代歯科医院 院長

プロによる歯のクリーニング「PMTC」

　歯の表面の汚れのなかで、プラークと呼ばれる比較的やわらかい汚れの層は、歯みがき剤と歯ブラシによるセルフケアである程度除去できます。一方で、飲食物の色素が強く付着したステイン（着色）や、お口の中の細菌が集まって硬い皮膜として歯の表面に付着した「バイオフィルム」などは、セルフケアでの除去が難しいです。

　これらは、定期健診時に、歯科衛生士によるプロフェッショナルケアで除去してもらうことをおすすめします。歯科医院の専用器材を使用したこの処置のことを「PMTC」（プロフェッショナル・メカニカル・トゥース・クリーニング）といいます。ステインやバイオフィルムが適切に除去されると、歯の自然な色調や表面の艶を取り戻すことができます。

3〜6ヵ月に1度は定期健診とPMTCを

　どれくらいの間隔で歯科医院でPMTCを受けるべきかは、食生活をはじめとした患者さんの生活習慣に大きく左右されます。歯の表面に付着したプラークにより衛生状態が悪くなると、むし歯や歯周病のリスクが高まります。歯の表面を美しく保つことも大切ですが、お口の中の健康を維持するためにも、3〜6ヵ月ごとに定期健診とPMTCを受けることをおすすめします。

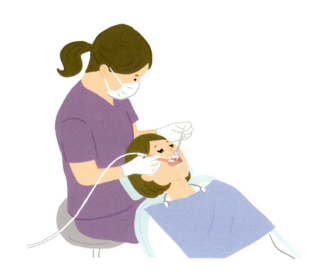

実際の治療を見てみよう

CASE プロによるクリーニングで歯を白くする

治療前

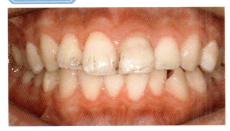

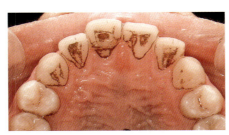

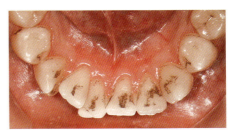

p.41と同じ患者さん。歯みがきでは除去できないステインが、歯に残っています。

上の前歯の裏側。お茶を頻繁に飲む習慣があるかたのため、ステインが多いです。

下の前歯の裏側にもステインが多く見られます。

PMTCでステインを除去

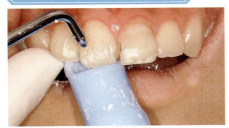

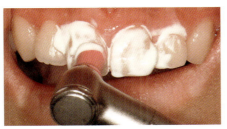

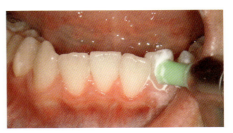

歯面清掃用のパウダーを歯の表面に噴きつけ、ステインとバイオフィルムを除去します。

歯の表面を強化するため、フッ素配合の歯面研磨ペーストでみがきます。

PMTCを行う場所に応じて、使用する器具を変えます。

ステインの除去後

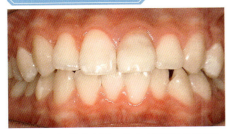

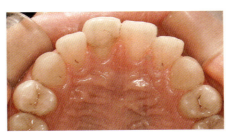

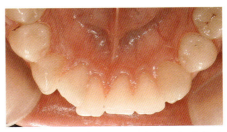

ステインとバイオフィルムが除去されました。

上の前歯の裏側。ステインが除去されています。

下の前歯の裏側。こちらもきれいになりました。

3 歯科医院でのホワイトニング

辻本暁正 愛知学院大学歯学部保存修復学講座 主任教授
前迫真由美 同 助教

プロが歯科医院で行う「オフィスホワイトニング」

歯科医院（dental office）で専用の装置を用いて行うホワイトニングのことを、「オフィスホワイトニング」といいます。

漂白効果のあるホワイトニング剤を歯に塗布して特殊な光を照射し、薬剤を反応させて歯を漂白します。

オフィスホワイトニングの流れ

ホワイトニング剤を塗布する前の下準備を含め、いくつもの工程があります。

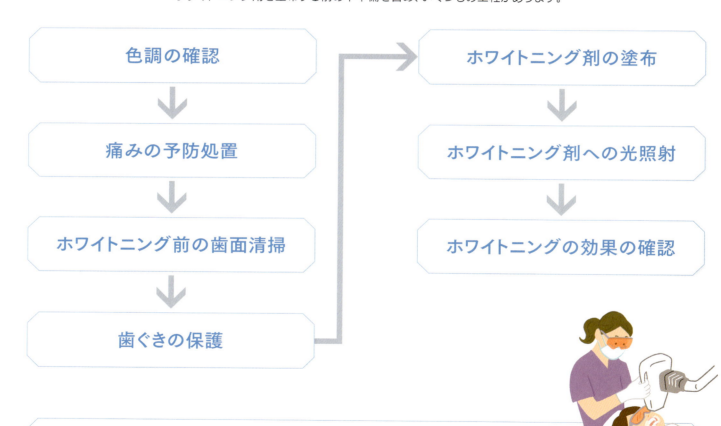

色調の確認
↓
痛みの予防処置
↓
ホワイトニング前の歯面清掃
↓
歯ぐきの保護
→
ホワイトニング剤の塗布
↓
ホワイトニング剤への光照射
↓
ホワイトニングの効果の確認

- 歯科医師の診断のもと、歯科医院で行います。
- 漂白効果のあるホワイトニング剤（過酸化水素）を塗布し、歯に作用させます。
- 効果を高めるための指導や評価、サポートを適宜受けられます。
- ホワイトニング後はフッ素（フッ化物）を配合したバーニッシュ（上塗り剤）などを塗布すると、効率的な歯質の強化が期待できます。

実際の治療を見てみよう

[CASE] オフィスホワイトニングで歯を白くする

ホワイトニング前

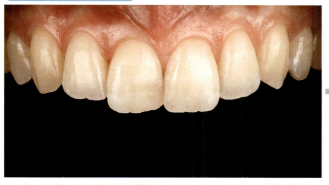

22歳の女性。歯の黄色味が気になり、ホワイトニングを希望して来院されました。

色調の確認

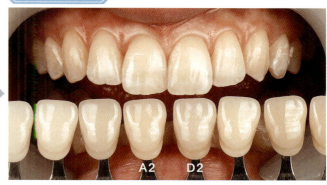

A2　D2

シェードガイド（色見本）を用いて、ホワイトニング前の歯の色調を記録します。この患者さんの歯の色調は、D2〜A2の中間程度でした。

痛みの予防処置

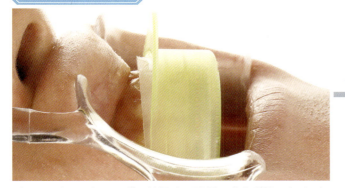

オフィスホワイトニングは使用する薬剤の成分が強いため、知覚過敏のような痛みが出ることがあります。予防するべく、知覚過敏抑制剤が入ったトレー（ウルトライーズ／ウルトラデントジャパン）を装着します。

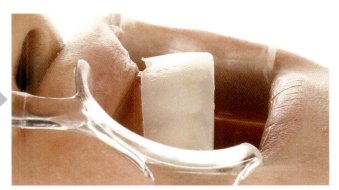

トレーは2層構造になっています。装着後に黄緑色のアウタートレーを外し、内側にあるインナートレーのみを使用します。

ホワイトニング前の歯面清掃

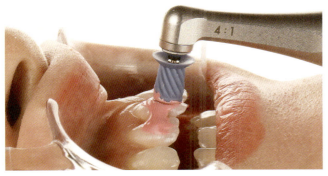

フッ素配合の歯面研磨ペースト（クリニーク チューブ／Kerr）を用いて、歯の表面に付着したプラークや、トレーで塗布した知覚過敏抑制剤を除去します。これにより、ホワイトニング剤がより効果的に作用するようになり、漂白効果が高まります。

↓

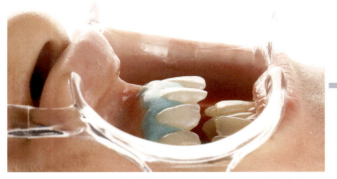

→

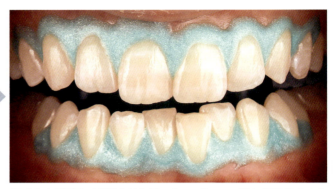

オフィスホワイトニング剤が歯ぐきに触れると、痛みが生じたり、歯ぐきが白くなってしまうため、歯ぐきを保護するレジン（オパールダム／ウルトラデントジャパン）を用いて確実に保護します。

歯ぐきを確実に保護するため、ホワイトニングを行う歯の1本奥の歯までレジンで覆い、さらに歯ぐきから約1.0mm程度は歯も覆うようにします。

↓

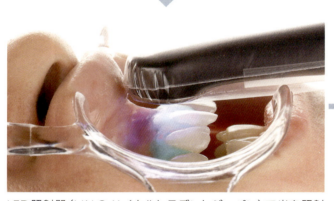

→

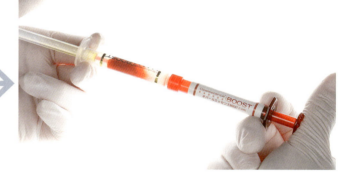

LED照射器（VALO X／ウルトラデントジャパン）で光を照射して、レジンを硬化させます。この際、患者さんは光照射によって、若干の熱を感じることがあります。

オフィスホワイトニング剤（オパールエッセンス BOOST／ウルトラデントジャパン）を準備します。施術する直前に薬剤を混合し、新鮮なものを使用します。

↓

ホワイトニング剤の塗布

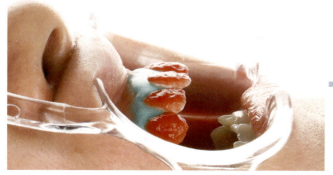

→

ホワイトニング剤への光照射

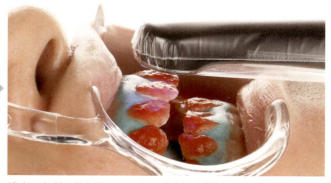

ホワイトニング剤を歯に塗布します。

塗布した後、光を当てることで薬剤を活性化させます。

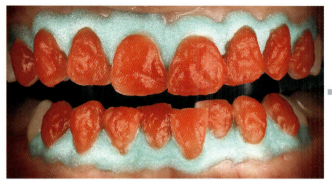

薬剤を塗布し光を当て、そのまま待機する時間を含め、1セット15分かかります。これを1日最大3セットまで繰り返すことができます。回数は歯科医師と相談して決めましょう。

ホワイトニングの効果の確認

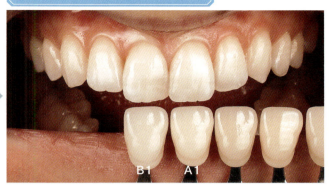

B1　　A1

ホワイトニング前に色見本で確認した歯の色と、ホワイトニング後の歯の色を比べます。D2～A2程度だった歯の色調がB1～A1になり、3～4段階上がっていることが確認できました。

ホワイトニング後のケア

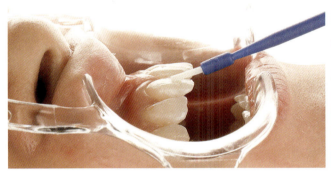

●ホワイトニング後の歯は、歯を強くする効果のあるフッ素（フッ化物）が作用しやすい状態になっています。そこで、フッ素のバーニッシュ（上塗り剤）を塗布して歯を強くします。塗布後は4～6時間歯みがきをしない、熱いものや粘性のものを摂取しないなどの制限はありますが、飲食は可能なので通常どおり過ごせます。

●フッ素のバーニッシュは、非常に高濃度（22,600 ppm）のフッ化物イオン濃度を有しており、これを歯の表面に塗布することで歯の再石灰化とフルオロアパタイトの形成を促します。

ホワイトニング後

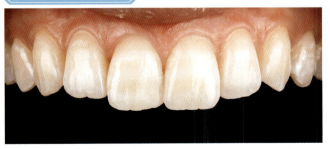

ホワイトニング後は1週間～10日程度で色調が安定します。ホワイトニング直後と比較すると、色味の変化が感じられるかもしれません。しかし、ホワイトニング前（→）と比較すると、漂白効果が確認できます。

ホワイトニング前

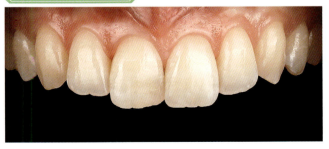

ホワイトニング前の状態。

4 ご自宅でのホワイトニング

辻本暁正 愛知学院大学歯学部保存修復学講座 主任教授
前迫真由美 同 助教
北村 悠 愛知県・Citta eterna

患者さんがご自宅で行う「ホームホワイトニング」

　歯科医院で診断と適切な使い方の指導を受けてから、患者さんがご自宅（home）で行うホワイトニングのことを「ホームホワイトニング」といいます。既製のトレーや、患者さんの歯並びに合わせてつくられたカスタムトレー（個人トレー）にジェル状のホワイトニング剤を塗布して、所定の時間、装着していただきます。

　使い方を説明するために、最初に歯科医院でホワイトニングを行います。その後は患者さんにご自宅で繰り返していただきます。

ホームホワイトニングの流れ

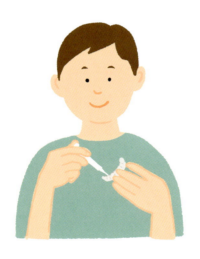
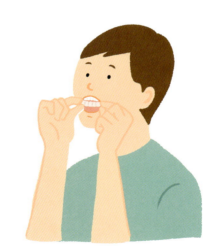

患者さん自身が、トレーにホワイトニング剤を塗布します。

歯並びに合うようにトレーを装着します。
決められた時間と日数、繰り返していただきます。

- ●歯科医師の診断のもと、患者さんがご自宅で行います。
- ●歯型状のトレーに漂白効果のあるホワイトニング剤（おもに過酸化尿素）を塗布して、決められた時間と日数、装着していただきます。
- ●効果を高めるための指導や評価、サポートを適宜受けられます。

実際の治療を見てみよう

CASE ホームホワイトニングで歯を白くする

ホワイトニング前

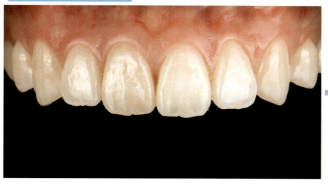

22歳の女性。歯の黄色味を気にして来院されました。ご自宅で行うホームホワイトニングを希望されました。

色調の確認

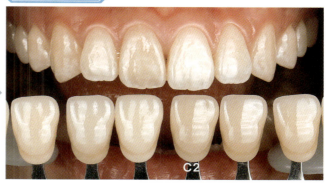

シェードガイド（色見本）を用いて、ホワイトニング前の歯の色調を記録します。この患者さんの歯の色調は、C2程度でした。

ホワイトニング前の歯面清掃

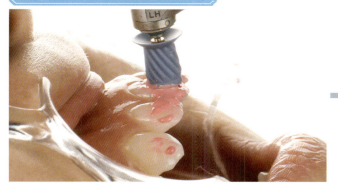

歯の表面に付着したプラークを、フッ素配合の歯面研磨ペースト（クリニーク チューブ／Kerr）とラバーカップ（プロカップ／Kerr）で除去します。これによりホワイトニング剤がより効果的に作用します。

既製のトレーによるホームホワイトニング

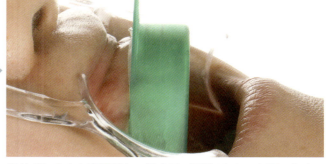

歯並びに大きな問題がない場合は、既製のトレーを用いたホームホワイトニングを行います（製品はオパールエッセンス Go／ウルトラデントジャパン）。

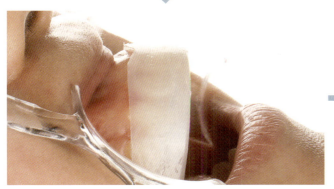

この製品のトレーは2層構造です。トレーを装着後に緑色のアウタートレーを外し、内側にあるインナートレーを使用します。

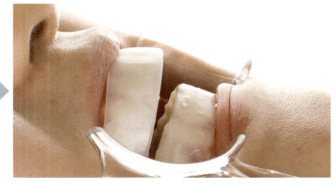

上下の歯にトレーを1日90分間装着します。これを10日間ご自宅で続けていただきます。

ホワイトニングの効果の確認

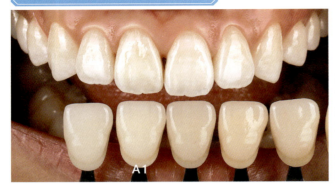

A1

ホワイトニング前に色見本で確認した歯の色と、ホワイトニング後の色を比べます。C2程度だった歯の色調がA1程度になり、5段階上がったことが確認できました。この患者さんは10日間のホームホワイトニングで効果を実感し、さらなる白さを希望されました。長期的なホワイトニングとなるため、既製のトレーから、カスタムトレー（個人の歯並びに合わせてつくられたトレー）を用いたホームホワイトニングに移行しました。

カスタムトレーによるホームホワイトニング

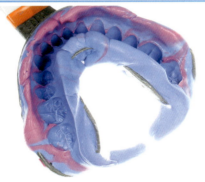

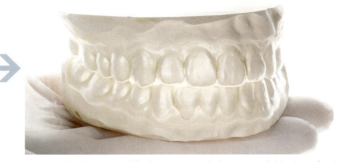

カスタムトレーをつくるために、まずは歯並びの型を取ります。シリコーンゴム印象材（インプリント４／ソルベンタム、旧スリーエムヘルスケア）を用いて上下の歯型を取っていきます。

上下の歯型をもとに模型をつくり、患者さんの歯並びにぴったり合ったカスタムトレーを製作します。写真は、模型に透明なカスタムトレーを被せたところです。

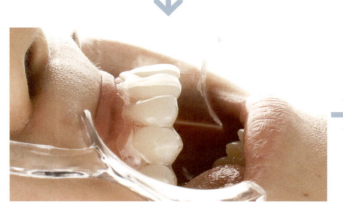

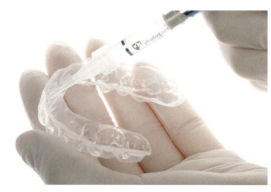

製作したカスタムトレーが歯にフィットするかを確認します。

カスタムトレーにホワイトニング剤を塗布します（薬剤はオパールエッセンス10％／ウルトラデントジャパン）。

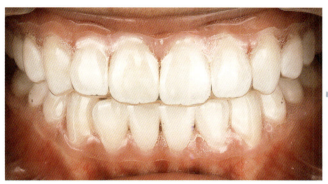

ホワイトニング剤が塗布されたカスタムトレーを装着します。上下の歯に、1日最大2時間作用させます。これを2週間繰り返していただきます。

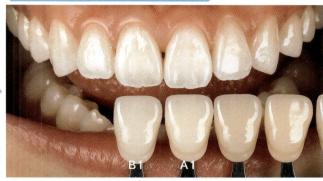

ホワイトニング前に色見本で確認した歯の色と、ホワイトニング後の色を比べます。A1程度だった歯の色調が、B1以上になりました。カスタムトレーによるホームホワイトニングで、さらに1段階以上改善されたことが確認できます。

ホワイトニング後

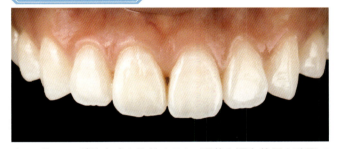

ホワイトニング前（→）と比較すると、顕著な漂白効果を確認できます。

ホワイトニング前

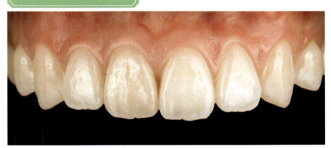

ホワイトニング前の状態。

ホワイトニング（神経のある歯）

5　ホワイトニング(歯科医院&ご自宅)

高見澤俊樹 日本大学歯学部保存学教室修復学講座 准教授

✤ オフィスとホームを併用する「デュアルホワイトニング」

　歯科医院でのオフィスホワイトニングとご自宅での
ホームホワイトニングを併用する「デュアルホワイトニ
ング」は、どちらか一方の場合と比較して、短期間での
高い漂白効果が期待できます。最近では、型取りを必要

としない既製のトレーを用いたホームホワイトニングも
可能となったため、デュアルホワイトニングがより容易
になりました。

デュアルホワイトニングの流れ
オフィスホワイトニングとホームホワイトニングを並行して進めます。

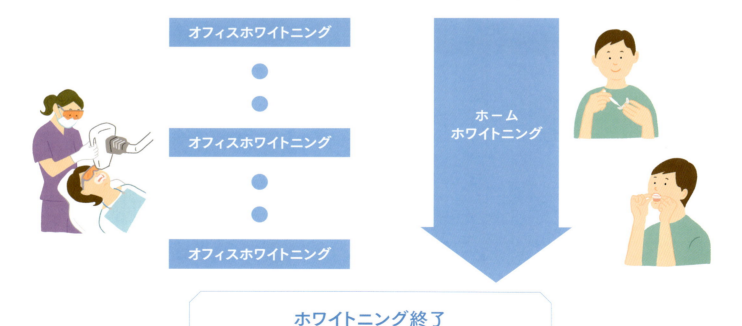

●歯科医院でのオフィスホワイトニング（1～2週間ごと、数回）と、
ご自宅でのホームホワイトニング（毎日、数週間）を併用する手法です。
●おもに、どちらか一方だけでは色調の改善が難しいケースに用いられます。

実際の治療を見てみよう

CASE デュアルホワイトニングで歯を白くする❶

治療前

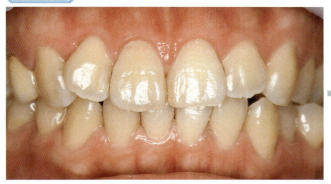

22歳の女性。歯の変色の治療を希望して来院されました。

1回目のオフィスホワイトニング後

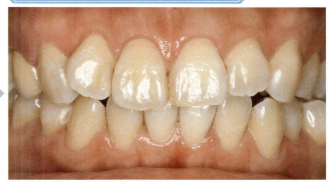

歯科医院での1回目のオフィスホワイトニング後。歯の漂白が比較的難しい色調であることがわかります。

3日間のホームホワイトニング後

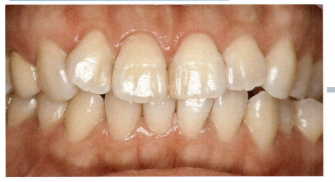

既製のトレーを用いたホームホワイトニングを3日間行っていただいた後。

2回目のオフィスホワイトニング後

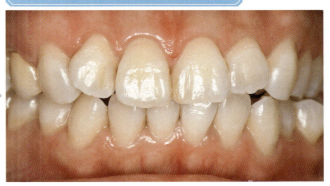

歯科医院での2回目のオフィスホワイトニング後。

さらに3日間のホームホワイトニング後

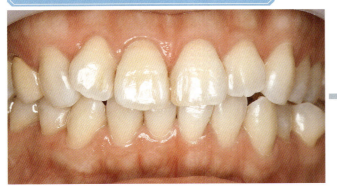

さらに3日間、ホームホワイトニングを行っていただいた後。

3回目のオフィスホワイトニング後

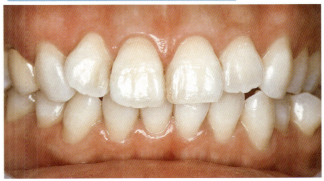

3回目のオフィスホワイトニング後。色調の改善が困難な症例でしたが、デュアルホワイトニングが効果を発揮しました。

[CASE] デュアルホワイトニングで歯を白くする❷

治療前

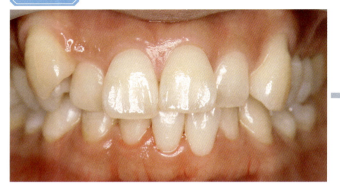

25歳の女性。歯の変色の治療を希望して来院されました。

治療後

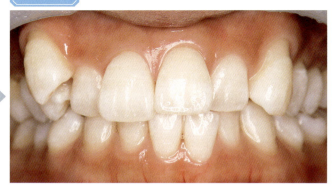

デュアルホワイトニング後。歯の色調が改善されるとともに歯並びが気になるようになり、矯正治療を希望されました。

[CASE] デュアルホワイトニングで歯を白くする❸

治療前

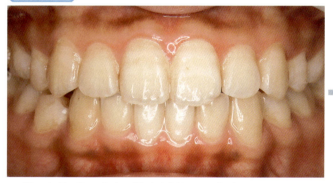

21歳の女性。歯の変色の治療を希望して来院されました。

治療後

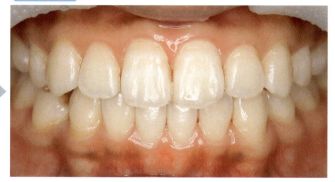

デュアルホワイトニング後。歯の色調が改善されました。

6 神経のない歯のホワイトニング

高見澤俊樹 日本大学歯学部保存学教室修復学講座 准教授

歯を「内部から」白くするホワイトニング

「ウォーキングブリーチ」は、細菌感染で壊死した神経（歯髄）を取り除く歯の根の治療などを受けて「神経がなくなった歯」（失活歯）に行われるホワイトニングです。歯質が十分に残っている歯が対象となります。

歯の内部に漂白剤（過酸化水素と過ホウ酸ナトリウムの混合ペースト）を詰めて、歯を内部から白くします。

歯の内部に漂白剤を入れ、日常生活のなかで（歩いているうちに）歯が白くなることから「ウォーキングブリーチ」と呼ばれます。

ウォーキングブリーチの流れ

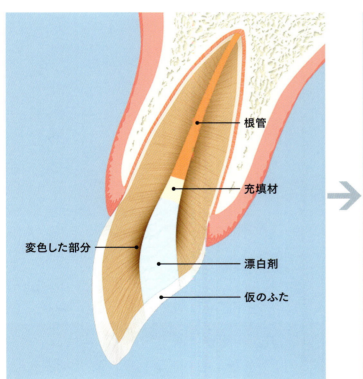

根管
充填材
変色した部分
漂白剤
仮のふた

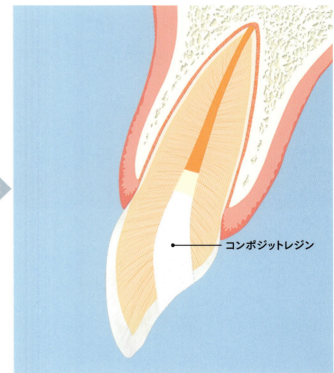

コンポジットレジン

歯の根の内部にある根管を充填材で密封し、漂白剤を詰めてからふたをします。7〜10日間ほど経過をみます。

何度か漂白剤を取り替えて変色した部分が白くなったら、最後にコンポジットレジンを詰めてふたをします。

CASE ウォーキングブリーチで歯を内部から白くする❶

治療前

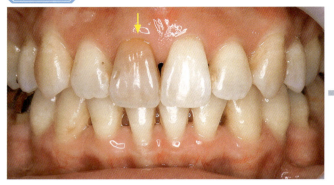

30歳の女性。「歯を白くしたい」と来院されました。右上の前歯は過去に歯の根の治療を受けたため、神経がありません。

オフィスホワイトニング後

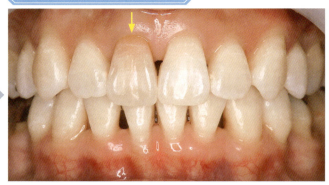

オフィスホワイトニングを行った後。右上の前歯の変色がまだ目立つため、この歯にウォーキングブリーチを行うことに。

歯を内部から漂白する

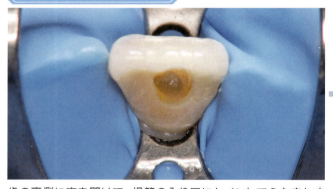

歯の裏側に穴を開けて、根管の入り口にセメントでふたをします。

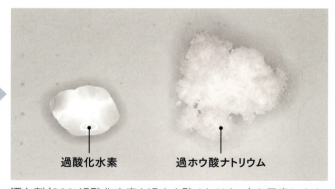

過酸化水素　　過ホウ酸ナトリウム

漂白剤（30％過酸化水素と過ホウ酸ナトリウム）を用意します。

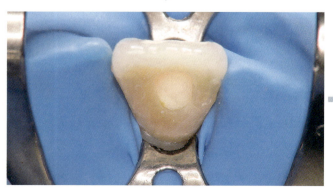

混ぜ合わせた漂白剤を、歯の内部に詰めます。約1週間ごとに2〜3回、漂白剤を新しいものに交換します。

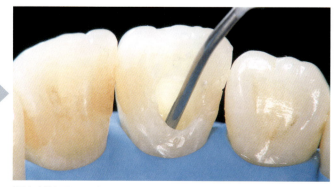

漂白が終了してから1週間ほどたったら、コンポジットレジンで歯の裏側の穴をふさぎます。

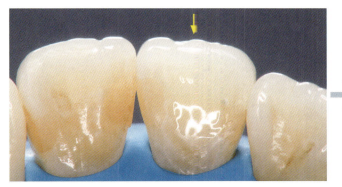

コンポジットレジンでふさぎ終わったところ。

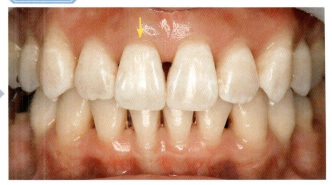

右上の前歯の色調が、全体に調和するようになりました。

[CASE] **ウォーキングブリーチで歯を内部から白くする❷**

治療前

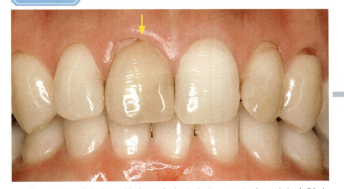

45歳の男性。「右上の前歯の変色をきれいにしたい」と来院されました。

治療後

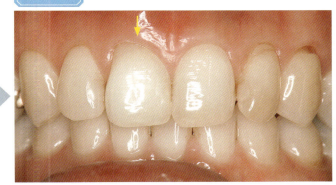

ウォーキングブリーチで歯を内部から漂白しました。

7 コンポジットレジン 白い詰め物①

田代浩史 静岡県・田代歯科医院 院長

詰め物の変色などが気になるときに

歯の表面が年齢とともにすり減ったり欠けたりする現象は、多くの患者さんのお口の中で見受けられます。それにくわえ、歯ぐきが下がり、歯の根元まわりがすり減ってしまったことで色や形が気になる場合には、「コンポジットレジン」（歯科用プラスチック）による修復で、健康な歯を削ることなく、自然な形に復元できます。

コンポジットレジンによる修復に使用される歯科用接着剤は、非常に高い性能をもっており、歯の表面に強く接着して、簡単に外れることがありません。また、さまざまな色調の材料があるため、修復する部位に合わせて選択することが可能です。定期的なメインテナンスで、長期にわたって美しい歯の表面の状態が維持できますので、比較的小規模な、歯の表面の色や形の修復に適しています。

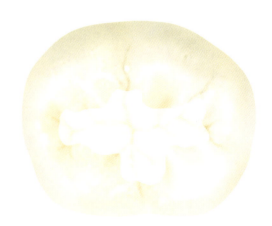

コンポジットレジン

歯科用プラスチックの一種。主成分としてセラミックの粒子が配合され、奥歯や前歯の詰め物に利用される。詰め直しも比較的簡単にできるのが利点。

残っている健全な歯質を温存しやすい治療

前歯にむし歯の治療をした個所が劣化し、二次的なむし歯ができた場合には、修復個所の色が黒ずんでしまうために、歯の表面の清掃では変色が除去できないこともあります。このようなケースでは、古い詰め物とむし歯部分とを一旦除去してから、コンポジットレジンによっ

てきれいに再修復することが可能です。

残っている健全な歯質を可能な限り温存して、問題のある部分のみを除去して再修復できるため、患者さんにとっても非常に受け入れやすい治療法だと思います。

CASE コンポジットレジンで歯の根元の変色を白くする

治療前

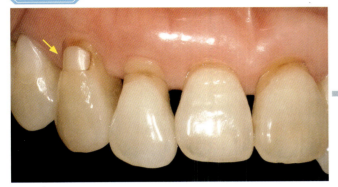

歯ぐきが下がり、歯の根元まわりがすり減ってしまったところと、以前に入れた詰め物（矢印）が変色しています。

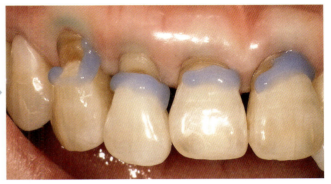

歯の表面を洗浄してから、接着剤（水色のジェル）を歯の根元に塗布します。

コンポジットレジンを充填して硬化させます。

治療後

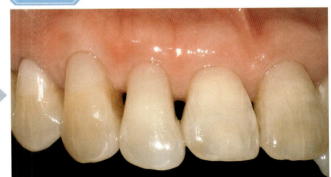

見た目が改善されました。

白い詰め物・被せ物

コンポジットレジンで詰め物の変色を白くする

治療前

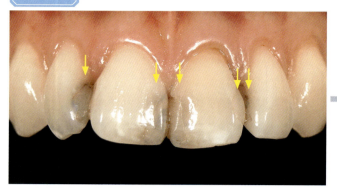

前歯の詰め物が変色し、黒ずんでいます。

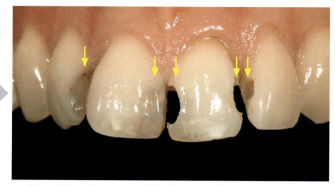

まずは、左上の前歯の古い詰め物と二次的なむし歯を除去しました。

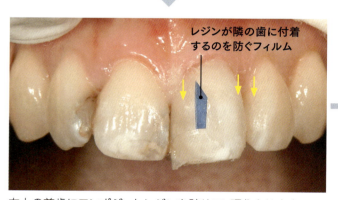

レジンが隣の歯に付着するのを防ぐフィルム

左上の前歯にコンポジットレジンを詰めて、硬化させます。

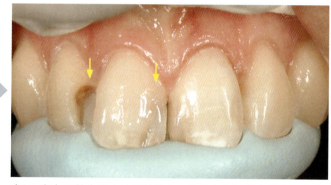

次に、右上の前歯の古い詰め物と二次的なむし歯を除去します。

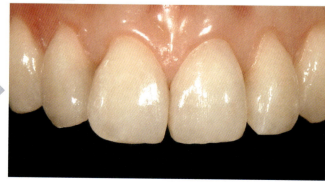

右上の前歯にコンポジットレジンを詰めて、硬化させます。

治療後

コンポジットレジンの形を調整した後。見た目が改善しました。

8 セラミックインレー

白い詰め物❷

高見澤俊樹 日本大学歯学部保存学教室修復学講座 准教授

小さめの詰め物をセラミックでつくり直す

「インレー」（inlay）とは、歯の噛むところを部分的に覆う詰め物のことです（全体を覆う被せ物は「クラウン」といいます）。金属のインレーの色が気になる場合の治療の１つに、「セラミックインレー」への交換があります。

セラミック（陶材）には、ガラス系セラミック、アルミナ、ジルコニアなどがあり、歯に近い色を有しています。とくにガラス系セラミックは透明度が非常に高く、自然感のある仕上がりが期待できます。

金属のインレー

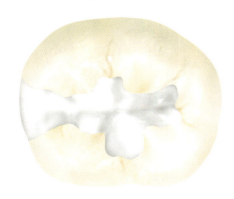

→

セラミックインレー

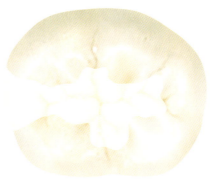

白い詰め物・被せ物

実際の治療を見てみよう

CASE 金歯をセラミックインレーで白くする

治療前

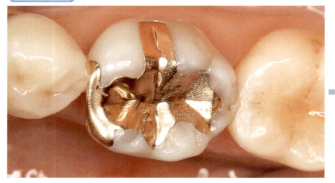

45歳の女性。金歯（ゴールドインレー）を白くすることを希望して来院されました。

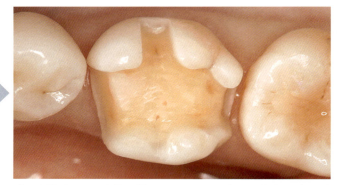

ゴールドインレーを取り外し、その下にできていたむし歯を除去してから、セラミックインレーに適した形に歯を調整します。

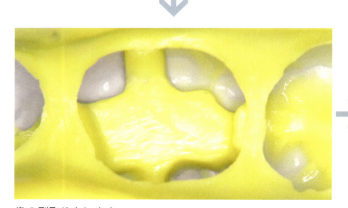

歯の型取りをします。

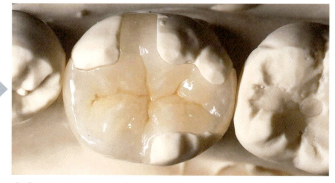

完成したセラミックインレー。型取りをもとにつくった歯の模型に装着されています。

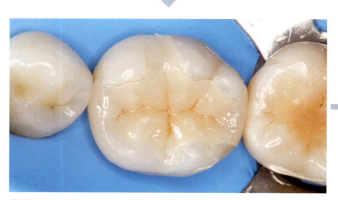

患者さんの歯に装着します。

治療後

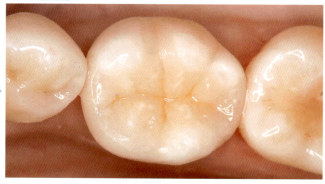

装着してから1週間後。自然感のある仕上がりです。

CASE 銀歯をセラミックインレーで白くする

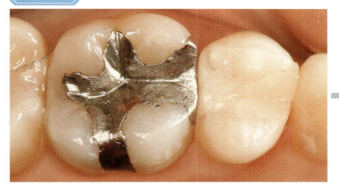

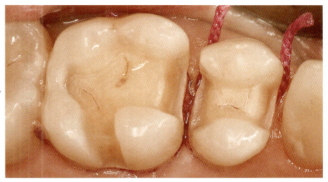

35歳の男性。金属アレルギーのため、銀歯（メタルインレー）を除去することになりました。

メタルインレーを取り外し、セラミックインレーに適した形に歯を調整。型取りの準備をします。

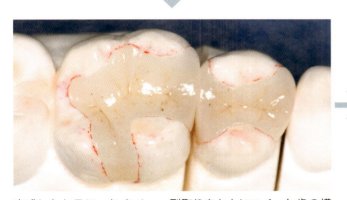

治療後

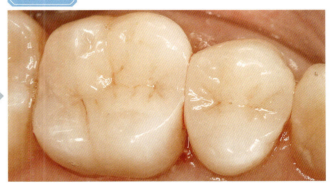

完成したセラミックインレー。型取りをもとにつくった歯の模型に装着されています。

患者さんの歯に装着します。自然な見た目となりました。

白い詰め物・被せ物

9 セラミックアンレー

白い詰め物❸

木谷　仁 日本大学歯学部歯科補綴学第III講座 助教
小峰　太 同 教授

大きめの詰め物をセラミックでつくり直す

「アンレー」（onlay、またはオーバーレイ overlay）は、インレー（inlay）と同じく詰め物の一種です。インレーよりも広い範囲で、歯の咬頭（隆起した部分）を覆う場合に、アンレーが用いられます。

アンレーを入れる際は、インレーよりも歯を削る量が多くなります。アンレーには、セラミックのほか、コンポジットレジンや金属が使用されます。

金属のアンレーの見かけが気になったり、古くなって変色したコンポジットレジンの色が気になって、「白い歯にしたい」と希望する患者さんもいます。その際は、コンポジットレジンを詰め直したり、アンレーの材料をセラミックに変えたりします。笑顔のときなどに金属の色が目立つのが気になるかたには、自然な見た目となるセラミックをおすすめします。

実際の治療を見てみよう

CASE 詰め物をセラミックアンレーで白くする❶

治療前

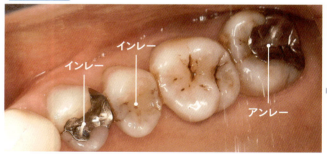

古くなった奥歯の詰め物を、新しいものにしたいと希望された患者さん。最奥の第二大臼歯にアンレーが入っています。

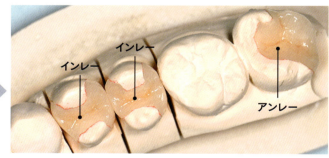

セラミックでインレーとアンレーをつくりました。

インレー　　　　アンレー

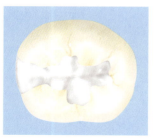 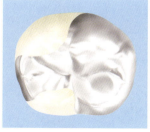

どちらも詰め物ですが、アンレーのほうが範囲が広く、歯の咬頭（隆起した部分）を含みます。

治療後

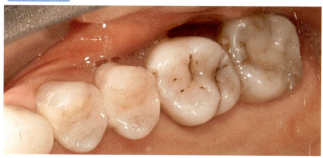

患者さんの歯に装着した状態。自然な見た目となりました。

CASE 詰め物をセラミックアンレーで白くする❷

治療前

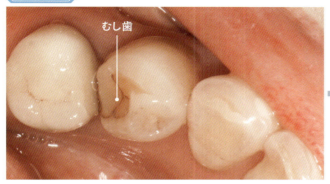
むし歯

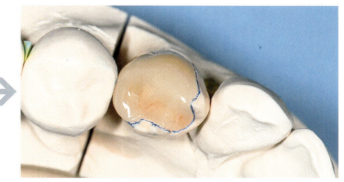

奥歯の詰め物の下がむし歯になり、再度詰め物を入れることになった患者さんです。笑うと見えてしまう歯のため、セラミックを希望されました。お口を開けた際に金属色が見えてしまう部分は、強度だけでなく審美性も考える必要があります。

型取りをもとにつくった模型に、セラミックアンレーを装着したところ。

治療後

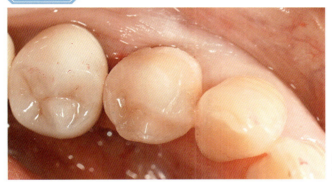

患者さんの歯に装着したところ。笑ったときに目立たず、お口になじむ自然な見た目となりました。

CASE 詰め物をセラミックアンレーで白くする❸

治療前

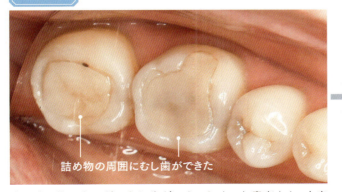
詰め物の周囲にむし歯ができた

治療後

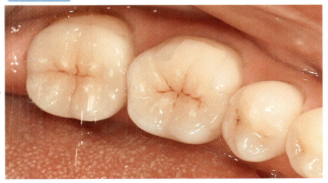

歯と詰め物のあいだにむし歯ができてしまった患者さん。本来なら被せ物（クラウン）にするのが望ましいのですが、被せ物を入れるために歯の全周を削ることを希望されませんでした。そこで、噛む面に接着できるアンレーによる治療を行いました。

古い詰め物を取り外し、むし歯部分を削って歯の形を調整してから、セラミックアンレーを入れました。セラミックを選択されたことで、歯との接着力も強固になり、また全周を削らないことで健全な歯質を残しつつ、自然な見た目となりました。

10 セラミッククラウン 白い被せ物

本田順一 日本大学歯学部歯科補綴学第Ⅲ講座 専任講師

小峰　太 同 教授

被せ物をセラミックでつくり直す

「クラウン」とは、いわゆる被せ物です。そのなかでも、セラミックを用いてつくられる被せ物を「セラミッククラウン」といいます。

歯の表面を全体的に一層削って、そこに装着します。一概にセラミッククラウンと言っても、その構造により「単層構造」と「2層構造」の2種類に分けられます。

ご自身のお口の中の状況や治療する部位などによって、どちらが適切かは異なります。セラミッククラウンに用いられる材料によっても審美性や強度は変わってきますので、歯科医師とよく相談するのがよいでしょう。

セラミッククラウンの構造

単層構造

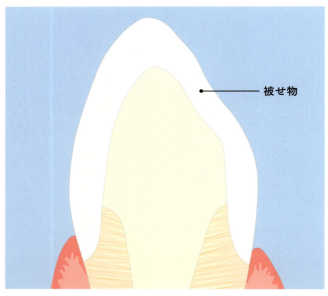

被せ物

2層構造

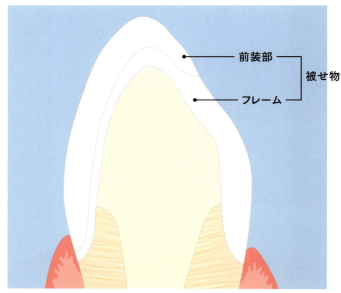

前装部

フレーム

被せ物

単層構造のセラミッククラウンは、1種類のセラミックからできています。
一方、2層構造のセラミッククラウンは、フレームと前装部にそれぞれ異なるセラミックを用いています。

	単層構造	2層構造
審美性	○	◎
適用部位	おもに奥歯	前歯・奥歯

単層構造のセラミッククラウン

　1種類のセラミックのみを材料につくられた被せ物です。単層構造のため、強度が高く、おもに奥歯に用いられます。

　↓の写真のように、単層構造でもきれいな被せ物ができあがりますが、実際にお口の中に装着してみると少し白すぎると感じられることもあります。そのため、より高い審美性が求められる前歯には、不向きな場合もあります。

<table>
<tr><td style="text-align:center">表側</td><td style="text-align:center">裏側</td></tr>
</table>

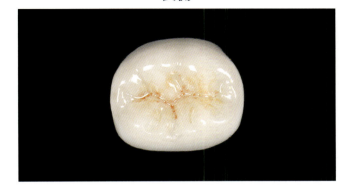

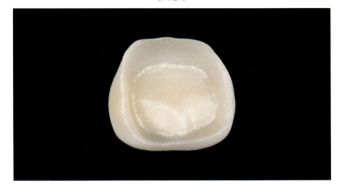

実際の治療を見てみよう

CASE 単層構造のセラミッククラウンで歯を白くする

治療前

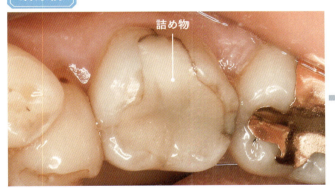

詰め物

「詰め物のまわりの変色が気になる」と来院された患者さん。

治療後

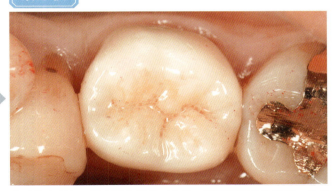

詰め物を外し、歯の形を整えてから、単層構造のセラミッククラウンを入れました。単層構造の場合、少し白さが目立つように感じられることもあります。

2層構造のセラミッククラウン

強度の高いフレーム（内側）と、審美性の高い前装部（外側）からなる2層構造の被せ物です。単層構造と比べ、より細かな色の再現が可能となります。そのため、高い審美性が求められる前歯に用いられることが多いです。

しかし、単層構造と比べると強度が低いため、奥歯の被せ物には向きません。また、奥歯以外でも、噛み合わせによっては適さないこともあります。

↓の写真では、見た目にはわかりにくいですが、外側の前装部と内側のフレームで、それぞれ違うセラミックが使われています。

表側

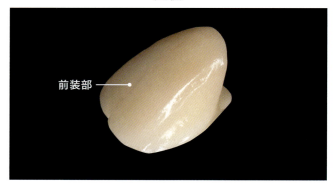

前装部 —

裏側

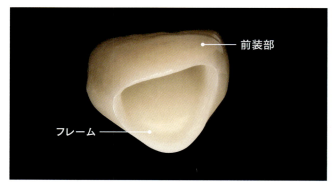

前装部

フレーム —

実際の治療を見てみよう

CASE 2層構造のセラミッククラウンで歯を白くする

治療前

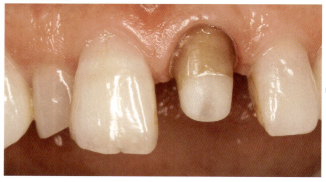

治療後

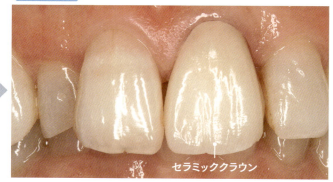

セラミッククラウン

「左上の前歯の被せ物をやり直したい」と来院された患者さん。↑は被せ物を取り外した状態です。

2層構造のセラミッククラウンを入れました。2層構造の場合、より自然な色調が再現しやすくなります。

ラミネートベニア

辻本暁正 愛知学院大学歯学部保存修復学講座 主任教授

前迫真由美 同 助教

北村　悠 愛知県・Citta eterna

歯の表面に貼りつける「ラミネートベニア」

「ラミネートベニア」は、歯の表面をごく薄く削り、天然の歯に近い色のセラミックの薄片を貼りつけて、歯の色を改善する治療法です。ラミネートベニアをしっかり接着するために、歯の表面に酸などで下処理を行います。

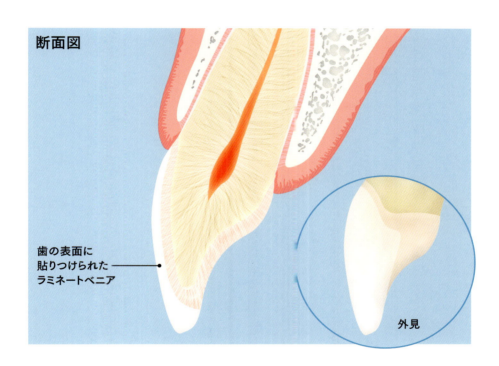

断面図

歯の表面に貼りつけられた ラミネートベニア

外見

ホワイトニングをするならラミネートベニアの治療の前に

「ホワイトニングで歯を白くしてもらいたい」。でも「詰め物や被せ物も悪くなっているので、その治療もしてもらいたい」。そういう場合、どちらの治療を先に受けるべきでしょうか。

一般的には、ホワイトニングで白くなった歯の色に合わせて詰め物や被せ物の治療を行うことから、「先にホワイトニングをする」ことが推奨されます。

ここでは、ホワイトニングをしてから、ラミネートベニアの治療を受けた患者さんの例をご紹介します。「白くしたいから歯を削ってラミネートベニア」という安易な治療ではなく、単に人工的な白さにするための治療でもありません。ホワイトニングとラミネートベニアを組み合わせることで、最小限の切削で自然な色調の改善が可能になることをわかっていただければと思います。

ラミネートベニアは、少ないとはいえ「歯を削る」という不可逆的な処置をともないます。ですから、患者さんには、歯科医師の説明をしっかり聞き、納得したうえで治療を選択していただければと思います。

実際の治療を見てみよう

CASE ホワイトニングとラミネートベニアで歯を白くする

ホワイトニング前

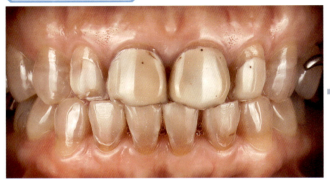

54歳の女性。テトラサイクリン系抗菌薬による歯の変色と、上の前歯の詰め物（コンポジットレジン）の変色を気にして来院されました。歯全体の色味も気になるとのことから、まずホームホワイトニングを行い、それからホワイトニング後の歯の色調に合わせて、ラミネートベニアの治療をすることになりました。

色調の確認

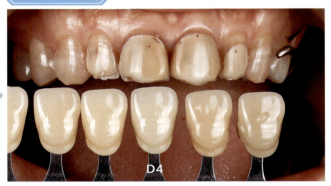

シェードガイド（色見本）を用いて、ホワイトニング前の歯の色調を記録します。この患者さんの歯の色調は、D4程度と確認できました。

既製のトレーによるホームホワイトニング

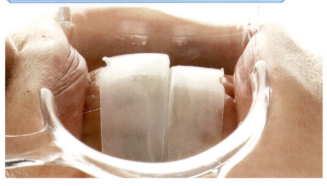

歯並びにはとくに問題がないため、既製のトレーを用いたホームホワイトニングを行います（製品はオパールエッセンスGo／ウルトラデントジャパン）。上下のトレーを1日90分間装着するのを10日間続けていただきます。

ホワイトニング後

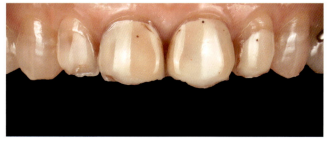

ホワイトニング前（→）の写真と比べると、既製のトレーを用いたホームホワイトニングによって、歯の色調が若干明るくなっていることがわかります。

ホワイトニング前

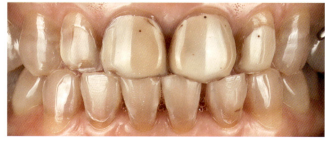

ホワイトニング前の状態。

歯型を取って模型をつくる

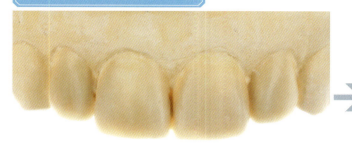

患者さんがラミネートベニアの形をイメージできるように、歯型を取って模型（診断用ワックスアップ）を製作し、その模型上でラミネートベニアを装着した状態を再現します。ラミネートベニアにより、どの程度患者さんの歯の形が改善できるかを確認できます。

歯の表面を処理する

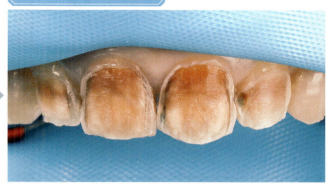

変色した古い詰め物（コンポジットレジン）とむし歯を除去します。削りかすや水がのどに入らないよう、「ラバーダム」というゴムのシートで歯以外を覆ってから処置します。↑は、歯の表面を覆っていた古い詰め物を除去したところ。露出した象牙質が、テトラサイクリン系抗菌薬によって大きく変色しています。

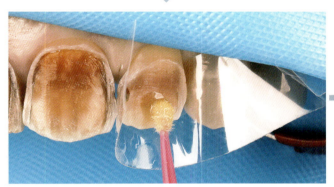

唾液による汚染や知覚過敏を予防するため、象牙質が露出した部分は、すぐに接着剤でコーティングします。透明なテープで、接着剤が歯と歯のあいだに入り込まないように保護します。

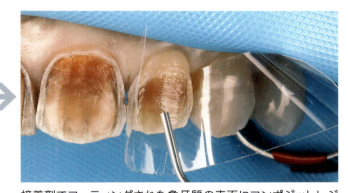

接着剤でコーティングされた象牙質の表面にコンポジットレジンを塗布して、表面の凹凸を平坦に整えていきます。

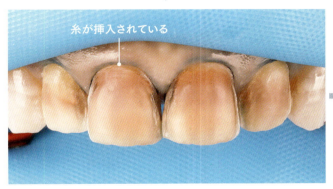

糸が挿入されている

最終的にラミネートベニアが装着できるように、歯の形を整えます。その際、歯のまわりの歯ぐきに糸を挿入し、歯ぐきの位置を調整しながらラミネートベニアと歯の境目を決めます。

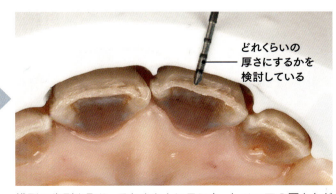

どれくらいの厚さにするかを検討している

模型の歯型を取り、それをもとにラミネートベニアの厚さなどを決定します。ラミネートベニアの厚さは1mm以下となるように歯の形を整えるのが通例です。

再び歯型を取る

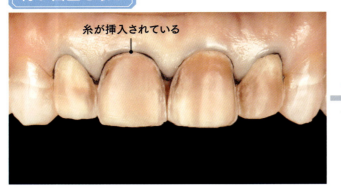

糸が挿入されている

ラミネートベニアをつくるために歯型を取ります。まず、装着していたラバーダムを外し、歯のまわりの歯ぐきに糸をもう1本挿入します。これによって歯ぐきの溝の幅が拡大し、ラミネートベニアと歯の境目も含め、きれいに歯型を取ることができます。

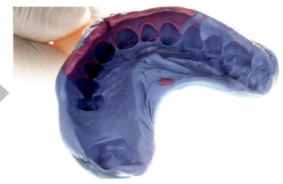

患者さんの歯並びに合わせて、型取り用のトレーをつくります。これとシリコーンゴム印象材を用いて、精密な歯型を取ります。

仮のラミネートベニアをつくる

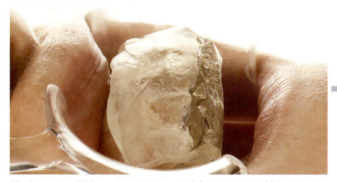

模型をもとに製作したクリアモールド（半透明の型枠）を用いて、仮のラミネートベニアをつくります。仮のラミネートベニアは、形を整えた歯の表面の保護と、患者さんがラミネートベニアの仕上がりをイメージするのに役立ちます。

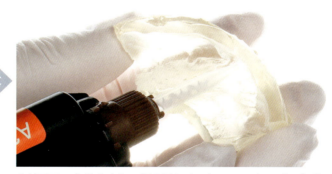

クリアモールドの中に、仮のラミネートベニアをつくるための材料（テンプスマート／ジーシー）を注入します。

材料を注入したクリアモールドを歯に装着してから外すと、仮のラミネートベニアが装着された状態になります（前歯4本に装着されています）。ラミネートベニアができあがるまで（約1〜2週間）、患者さんにはこの状態で過ごしていただきます。

できあがったラミネートベニア

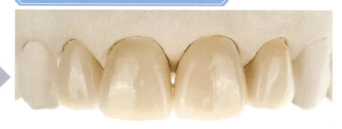

ラミネートベニアが完成しました（歯科技工士が製作します）。次は、これを患者さんの歯に貼りつけます。

ラミネートベニアの下処理

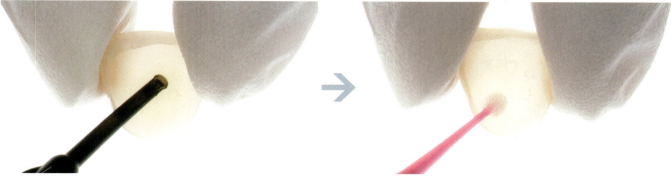

貼りつける前に、完成したラミネートベニアが歯と接する面に、酸処理（フッ化水素酸）を行います。これによりラミネートベニアの内側に微細な凹凸構造が形成され、機械的な接着力が発揮されます。

次に、化学的な前処理（シランカップリング処理）を行います。酸処理によって微細な凹凸構造が形成されたラミネートベニアの内側に化学的な処理が加わり、最大限の接着力が獲得されます。

歯の下処理

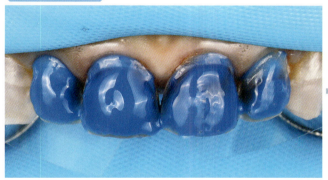 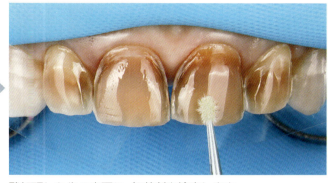

仮のラミネートベニアを外し、歯の表面を清掃してから、エナメル質を改質するための酸処理（リン酸）を行います。

酸処理した歯の表面に、接着剤を塗布します。

ラミネートベニアの装着

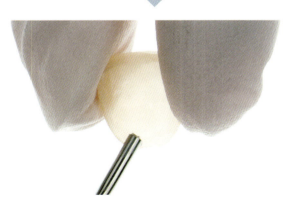 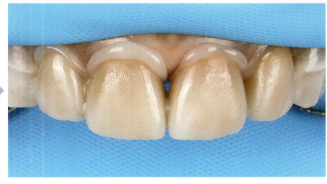

十分な量の接着剤（歯科用セメント）を、ラミネートベニアの内側に塗布します。

ラミネートベニアを歯に貼りつけます。歯のまわりにあふれているのはセメントです。

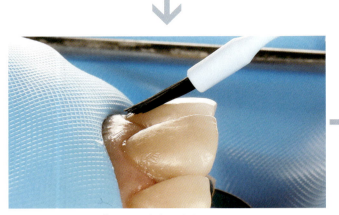

余分なセメントをブラシで除去します。

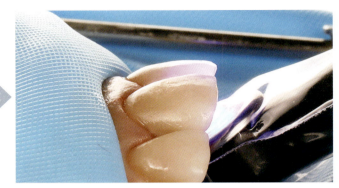

ラミネートベニアに光を照射し、セメントを硬化させて歯と一体化させます。この際、少し熱を感じます。

装着完了

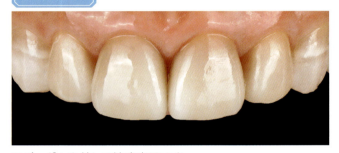

ラバーダムを外して治療完了です。

治療1ヵ月後

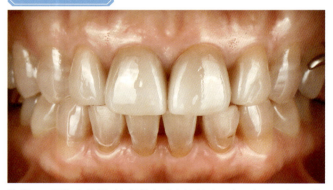

治療1ヵ月後の状態。治療前（→）と比較すると、ホームホワイトニングとラミネートベニアによって、歯の色調と形態が改善されていることがわかります。

治療前

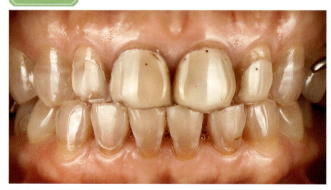

治療前の状態。

12 ノンメタルクラスプデンチャー 白い歯を入れる❶

田代浩史 静岡県・田代歯科医院 院長

❖ 留め具に金属を使わない部分入れ歯

お口の中で何本か歯のない部分ができてしまった場合、比較的短時間で、周辺の歯を削らずに欠損部分を補う方法として、「部分入れ歯」を選択する患者さんも多いでしょう。

一般的な部分入れ歯は、金属色の留め具（クラスプ）で周辺の歯に固定されるため、前歯に近い部分に入れるときには、留め具が口元の目立つ位置にきてしまうことがあります。

このような審美的な問題を解決するための選択肢とし

て、近年では金属色の留め具を使用しない「ノンメタルクラスプデンチャー」を検討する患者さんも増えています。ノンメタルクラスプデンチャーでは、入れ歯を周辺の歯に固定するためのパーツに、歯ぐきの色に近い材料を使用します。そのため、入れ歯を装着していることがわかりにくい見た目にできます。

従来の金属色の留め具と併用して強度を上げたり、入れ歯を薄く仕上げて装着時の感覚をよくしたりと、さまざまな組み合わせを検討することも可能です。

従来の部分入れ歯

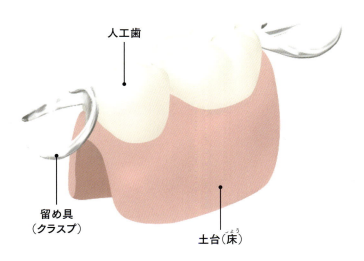

人工歯

留め具
（クラスプ）

土台（床）

ノンメタルクラスプデンチャー

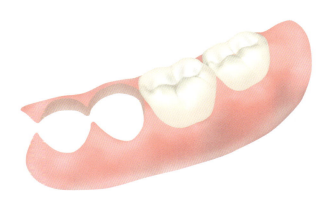

CASE ノンメタルクラスプデンチャーで白い歯を入れる

治療前

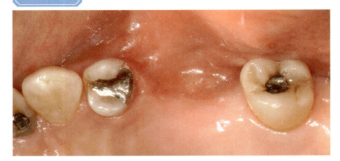

上の奥歯を2本失ってしまった患者さん。

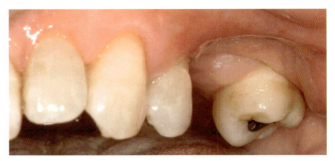

歯のない部分を前から見たところ。

従来の部分入れ歯を装着

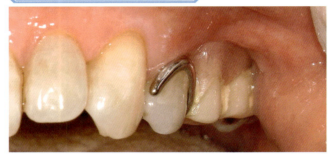

従来の部分入れ歯では、金属色の留め具（クラスプ）が目立ちます。

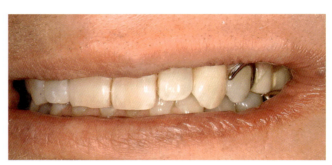

口元の見え方。やはり留め具が目立ちます。

見え方の違いを検討

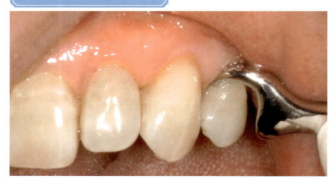

金属色の留め具を使用した入れ歯を装着したときのイメージ。

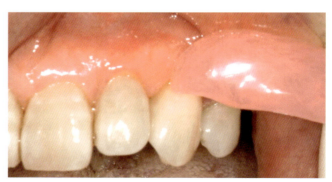

ノンメタルクラスプデンチャーを装着したときのイメージ。

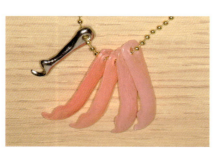

ノンメタルクラスプデンチャーを装着したときの
見え方を説明するための器材（和田精密歯研）。

ノンメタルクラスプデンチャーを装着

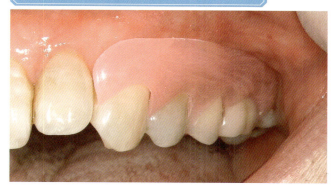

ノンメタルクラスプデンチャーを装着したところ。

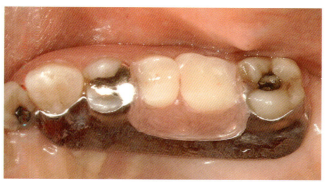

下から見たところ。入れ歯の裏側には、強度を向上させ、装着の違和感を減らすために金属を用いています。

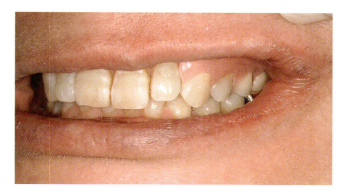

ノンメタルクラスプデンチャーを装着した口元の見え方。歯ぐきの色に近いので、金属色の留め具よりは目立ちません。

13　ブリッジ

白い歯を入れる❷

窪地　慶　日本大学歯学部歯科補綴学第Ⅲ講座 助教
小峰　太　同 教授

被せ物と人工歯がつながった装置

ブリッジについては、すでにどんな治療か知っているかたも多いと思います。歯をむし歯や歯周病、外傷などで失うと、見た目が悪くなりますし、噛みにくくなったり、発音しにくくなったりします。そのまま放置していると、隣の歯が倒れてきたり、噛み合う相手をなくした歯が伸びてきたりします。ひどくなると、あごの関節や筋肉が痛くなることもあります。

そうしたことを予防するために、残っている隣の歯を削って、そこに人工歯（ダミーの歯）と被せ物が一体になった装置を入れる治療が「ブリッジ」です。橋のように架ける装置のため、「ブリッジ」と呼ばれます。

ブリッジには、通常のブリッジと「接着ブリッジ」がありますが、ここでは通常のブリッジの説明をします。入れ歯よりも違和感が少なく、自身の歯と同じような感覚で噛めるのが利点ですが、歯を削る量が多いという欠点があります。

ブリッジの構造

隣の歯を削って、そこに人工歯（ダミーの歯）と被せ物が一体になった装置を入れます。

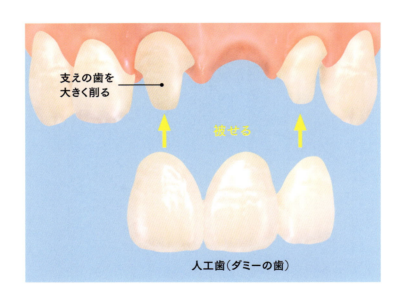

支えの歯を大きく削る

被せる

人工歯（ダミーの歯）

ブリッジと部分入れ歯の違い

	ブリッジ	部分入れ歯
歯を削る量	多い	少ない
みがきやすさ	×	○
噛みやすさ	○	△
違和感の少なさ	○	×
見た目のよさ	○	×
修理のしやすさ	×	○

白い歯を入れたいかたにはセラミックのブリッジ

以前は、ブリッジに使用する材料の多くは金属でした。しかし、「なるべく金属を使用しない（メタルフリー）治療」の需要が高まるに従い、技術的な進歩が続いています。現在では、コンピュータ上で設計・製作を行う技術の向上により、ブリッジにはジルコニアといわれるセラミックの一種を使用する機会が多くなっています。

p.66 のセラミッククラウンと同様に、セラミックのブリッジにも、「単層構造」と「2層構造」の2種類があります。単層構造では、装置のほとんどをジルコニアで製作して、表面に色づけを行います。2層構造では、裏打ちとなる薄いフレームをジルコニアで製作して、その表面にセラミックを築盛します。

実際の治療を見てみよう

CASE セラミックのブリッジで白い歯を入れる

治療前

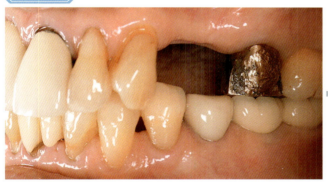

歯を失って間もない患者さん。このままにしておくと隣の歯が倒れてきたり、噛み合う相手をなくした歯が伸びてくるおそれがあります。

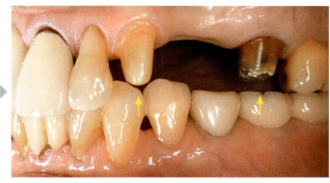

ブリッジを入れるために、歯が抜けた場所の両隣の歯の形を調整します。

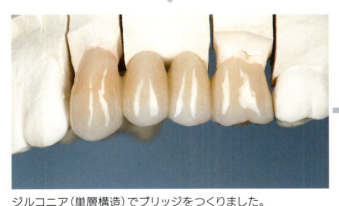

ジルコニア（単層構造）でブリッジをつくりました。

治療後

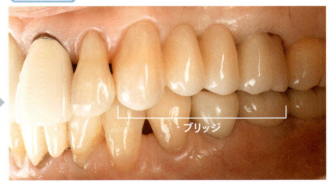

お口の中に装着したところ。ほかの歯となじんだ自然な見た目になっています。

14 接着ブリッジ

白い歯を入れる❸

高野了己 福島県・高野歯科医院 副院長

小峰　太 日本大学歯学部歯科補綴学第Ⅲ講座 教授

支えの歯に貼りつけるタイプのブリッジ

「接着ブリッジ」とは、歯を失った場所に、人工歯（ダミーの歯）を接着剤で貼りつける治療法です。残っている隣の歯に、人工歯から伸びた部分（ウイング）を接着して固定します。最大の特徴は、支えとなる歯を大きく削らずに済む点です。歯は削る量が増えるほど、割れたり欠けたりして、その歯自体の寿命を縮めるリスクが高くなります。その点、接着ブリッジは歯を削る量が最小限で済みますので、長期間良好な治療結果を期待できます。

従来の接着ブリッジ（保険診療）は、ウイングに金属を使用していたため、歯に金属の色が透けて暗く見えたり、接着剤の接着力が弱くて外れたりなどの問題がありました。しかし現在は、ジルコニアという白く丈夫できれいなセラミックが開発され、接着剤の質も向上したので、見た目と耐久性に優れた治療法となっています。

接着ブリッジ

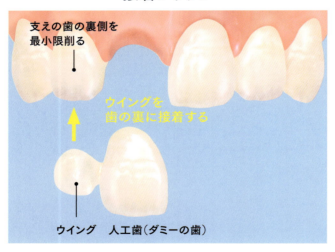

支えの歯の裏側を
最小限削る

ウイングを
歯の裏に接着する

ウイング　人工歯（ダミーの歯）

通常のブリッジ

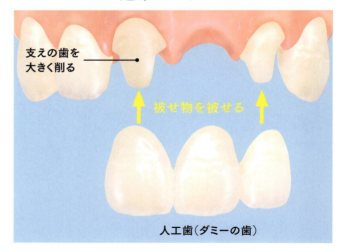

支えの歯を
大きく削る

被せ物を被せる

人工歯（ダミーの歯）

通常のブリッジとの違い

通常のブリッジは、隣の歯を大きく削って、それを支えに、人工歯（ダミーの歯）と被せ物が一体になった装置を装着します。歯を大きく削るため、支えとなる歯の寿命を縮めるリスクはありますが、しっかり固定され、外れにくいというメリットがあります。

一方、接着ブリッジは歯を削る量は少ないものの、人工歯を固定する力は接着剤の接着力に依存しますので、過度な力が加わると外れてしまうことがあります。

接着ブリッジは比較的掃除がしやすいのも特徴ですが、どんなに歯みがき上手な人でもみがき残しはあるものなので、定期的に歯科でクリーニングを受けましょう。また、歯の位置が動いて、歯と接着ブリッジが強く当たるようになると接着ブリッジが外れてしまうことがあるので、噛み合わせのチェックも定期的に受けましょう。

実際の治療を見てみよう

CASE セラミックの接着ブリッジで白い歯を入れる

治療前

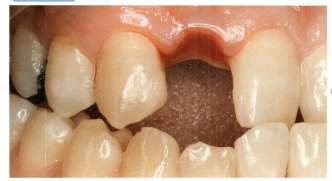

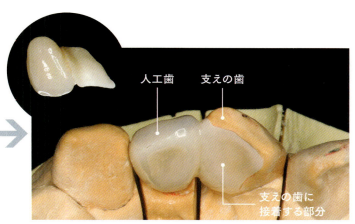

人工歯　支えの歯

支えの歯に
接着する部分

歯の根が折れて歯を抜くことになってしまった患者さん。接着ブリッジによる治療を希望されました。

模型に装着した接着ブリッジ。支えの歯の裏側に貼りつけます。

治療後

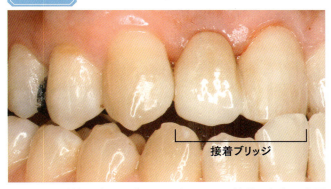

接着ブリッジ

貼りつけた状態。金属を使っていないので、接着した歯に金属の色が透けて暗く見えることはありません。

**接着ブリッジが
向かない噛み合わせ**

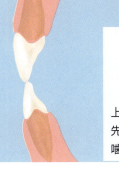

下の前歯が
上の前歯を
突き上げている

上下の前歯が
先端同士で
噛んでいる

接着ブリッジが向いているケース・向いていないケース

向いているケース
- 見た目をきれいにしたい。
- なるべく健康な歯を削りたくない。
- インプラントの外科処置が怖い。
- 成長期であごの骨が完成していない。
- 治療期間・治療費の都合で
  インプラントを選択できない。

向いていないケース
- 支えとなる歯がグラグラしている。
- 支えとなる歯がすでに削られている。
- 歯ぎしり・食いしばりが強い。
- 奥歯に入れる（強い力には
  接着ブリッジが耐えにくい）。
- 失った歯の本数が多い（2本以上）。
- 噛み合わせが悪い（→を参照）。

白い歯を入れる

15 インプラント

高田宏起 日本大学歯学部歯科補綴学第III講座 助教

小峰 太 同 教授

人工歯根と人工歯が連結された装置

歯を失ってしまった後は、必ず補綴（人工の歯で補う）治療が必要になります。歯がないまま放置していると、見た目が悪くなるだけでなく、息が漏れてしゃべりにくい、食事がしにくいなどの一次的な問題が起きます。

また、隣の歯が倒れてきたり、噛み合う相手をなくした歯が伸びてくることで、噛み合わせの乱れなどの二次的な問題が起きます。さらにはあごや顔の筋肉に異常が生じるという、三次的な問題も起こります。

歯を補う治療には、ブリッジ、入れ歯、インプラントなどがありますが、ここではインプラントについて説明します。

インプラントを入れる手順は、❶入れる場所の歯ぐきを切る、❷歯ぐきの下の骨を削ってスペースをつくり、人工歯根（インプラント体）を埋め込む、❸インプラント体が周囲の骨と結合するのを待つ、❹インプラント体に人工歯（上部構造）を取りつける、となります。

インプラント体が周囲の骨と結合するまでのあいだ、インプラント体を歯ぐきの上に露出したままにする手法（1回法）と、歯ぐきを縫合してインプラント体を歯ぐきの中に埋まった状態にする手法（2回法）があります。

インプラントの構造

人工歯根と人工歯がアバットメントというパーツで連結されています。

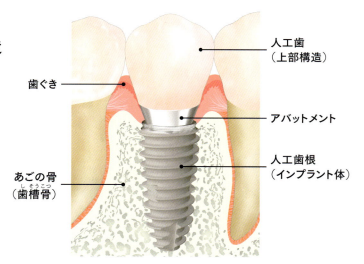

人工歯（上部構造）

歯ぐき

アバットメント

人工歯根（インプラント体）

あごの骨（歯槽骨）

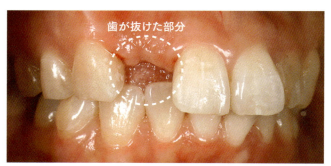

歯が抜けた部分

歯が抜けたままだと、見た目や発音に問題が生じます。

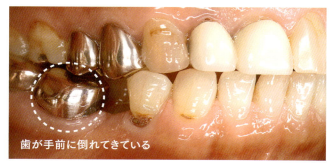

歯が手前に倒れてきている

歯のないところを放置すると、隣の歯が倒れてくることも。

実際の治療を見てみよう

CASE インプラントで白い歯を入れる

治療前

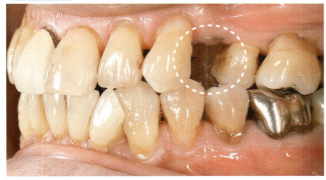

歯を失った場所に、インプラントを入れることになりました。

● ここではインプラント治療の「2回法」を説明します。

● 手術では、まずインプラントを入れる場所の歯ぐきを切ります。次にインプラント体の入るスペースをつくるために骨を削り、インプラント体を埋め込んでから、歯ぐきを縫合します。

● 手術後は、上のあごなら4〜6ヵ月、下のあごなら2〜3ヵ月ほど、インプラント体が骨の中で安定するのを待ちます。

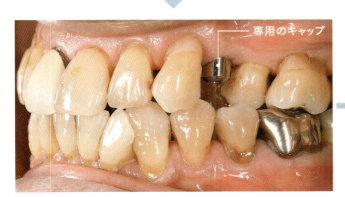

専用のキャップ

インプラント体が骨の中で安定したら、歯ぐきを再度切り開き、インプラント体に専用のキャップを取りつけます。

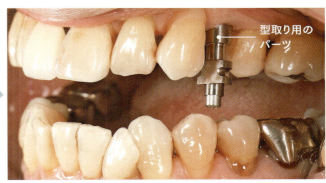

型取り用のパーツ

人工歯（上部構造）の型取りのために、キャップを外し、型取り用のパーツを装着します。型取りが終わったら、パーツを外して、専用のキャップを元の場所に取りつけます。

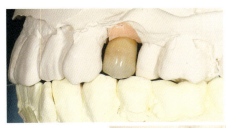

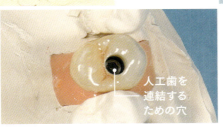

人工歯を連結するための穴

型取りをもとに製作した人工歯。

治療後

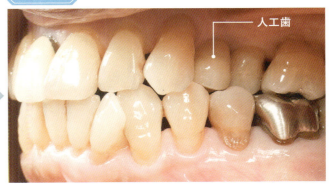

人工歯

キャップを取り外し、人工歯を取りつけます。これで噛み合わせが完成しました。

白い歯を入れる

インプラントのメリットとデメリット

インプラントの最大のメリットは、隣の歯を削る必要がなく、自分の歯に近い噛み応えが再現できることです。

一方デメリットは、手術が必要であり、治療期間が長く、治療費が保険診療と比較して高額となることです。

メリット
- 通常のブリッジの治療にように、支えとなる歯を削る必要がない。
- 自分の歯に近い噛み応えが再現できる。
- 違和感が少ない。
- 長期的に良好な経過が期待できる。

デメリット
- 手術が必要となる。
- 治療期間が長い。
- 自費診療のため、保険診療と比べて治療費が高額となる。

治療後のメインテナンスは必須

インプラントが入るまでには、長い期間がかかります。ただし、インプラントを入れたからといって、そこで治療は終わりではありません。インプラントは自分の歯と比べて、骨とのあいだにクッションの役割をする歯根膜（痛みを感じる歯周組織）がありません。そのため、定期的に歯科で噛み合わせの確認をしてもらうことが重要になります。

また、インプラントのまわりにプラークが残っていると、インプラントの歯周病（インプラントでも歯周病は発症します）が起きてしまい、歯ぐきが腫れたり、膿が出ることがあります。そのまま放置すれば、いずれはインプラントが抜けてしまいます。

そういったトラブルが起きないようにするには、適切なセルフケアや歯科医院でのプロフェッショナルケアが必須です。これらのアフターケアがインプラント治療を長持ちさせる秘訣といえます。

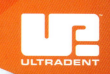

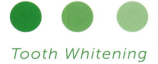
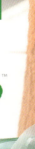
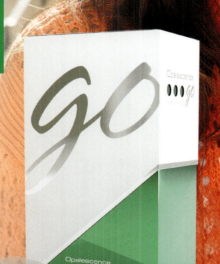
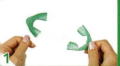
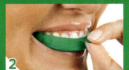
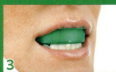
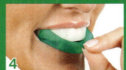
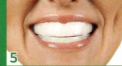
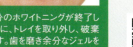

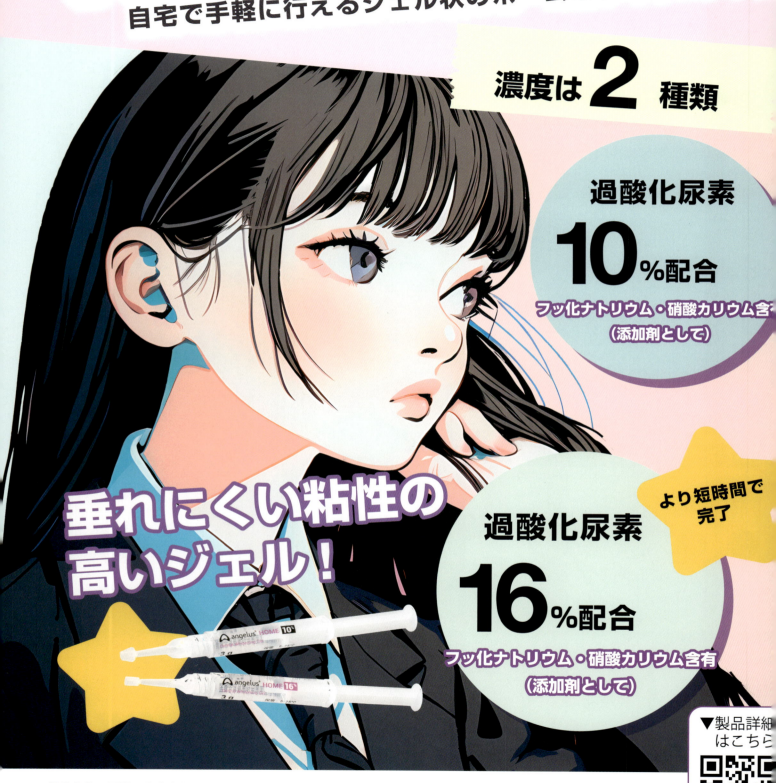

執筆者一覧

監著者

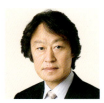

宮崎真至
みやざきまさし

日本大学歯学部
保存学教室修復学講座 教授

著者（五十音順）

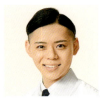

木谷　仁
きたに　じん

日本大学歯学部
歯科補綴学第Ⅲ講座 助教

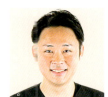

北村　悠
きたむら　ゆう

愛知県・Citta eterna
歯科技工士

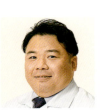

窪地　慶
くぼち　けい

日本大学歯学部
歯科補綴学第Ⅲ講座 助教

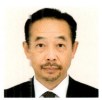

小峰　太
こみね　ふとし

日本大学歯学部
歯科補綴学第Ⅲ講座 教授

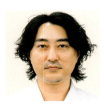

高田宏起
たかたひろき

日本大学歯学部
歯科補綴学第Ⅲ講座 助教

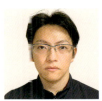

高野了己
たかのりょうき

福島県・高野歯科医院 副院長

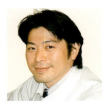

高見澤俊樹
たかみざわとしき

日本大学歯学部
保存学教室修復学講座 准教授

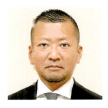

田代浩史
たしろひろふみ

静岡県・田代歯科医院 院長

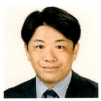

辻本暁正
つじもとあきまさ

愛知学院大学歯学部
保存修復学講座 主任教授

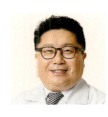

本田順一
ほんだじゅんいち

日本大学歯学部
歯科補綴学第Ⅲ講座 専任講師

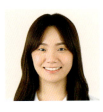

前迫真由美
まえさこまゆみ

愛知学院大学歯学部
保存修復学講座 助教

表紙デザイン　鮎川 廉（アユカワデザインアトリエ）
表紙写真　　　Shutterstock／zak（PIXTA）
本文イラスト　佐々木 純／いなばゆみ

クインテッセンス出版の書籍・雑誌は、
弊社Webサイトにてご購入いただけます。

PC・スマートフォンからのアクセスは…

| 歯学書 | 検索 |

弊社Webサイトはこちら

QUINTESSENCE PUBLISHING
日本

別冊the Quintessence×nico
白い歯を手に入れたい！
ホワイトニング、詰め物、被せ物……あなたに合った治療の選択ガイド

2025年2月10日　第1版第1刷発行

監 著 者　宮崎真至

著　　者　木谷　仁／北村　悠／窪地　慶／小峰　太／高田宏起／
　　　　　高野了己／高見澤俊樹／田代浩史／辻本暁正／本田順一／
　　　　　前迫真由美

発 行 人　北峯康充

発 行 所　クインテッセンス出版株式会社
　　　　　東京都文京区本郷3丁目2番6号　〒113-0033
　　　　　クイントハウスビル　電話(03)5842-2270(代表)
　　　　　　　　　　　　　　　　　(03)5842-2272(営業部)
　　　　　　　　　　　　　　　　　(03)5842-2284(編集部)
　　　　　web page address　https://www.quint-j.co.jp

印刷・製本　サン美術印刷株式会社

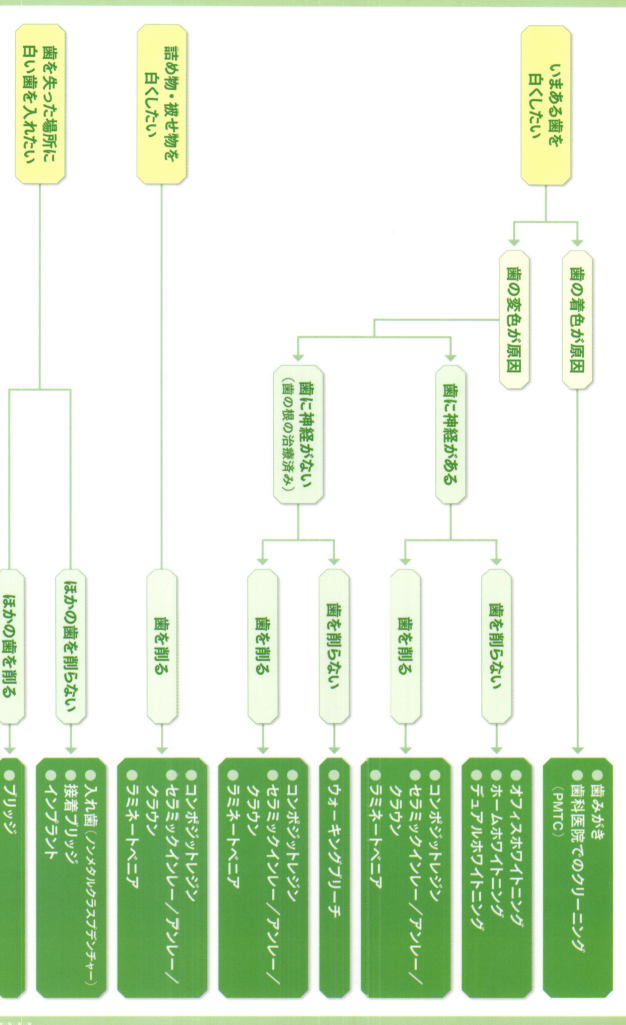

歯の色を改善するフローチャート

あなたに合った歯を白くする方法はどれ? 歯の色を改善するフローチャート

いま ある 歯を 白くしたい

- 歯の着色が原因
  - 歯みがき
  - 歯科医院でのクリーニング（PMTC）

- 歯の変色が原因
  - 歯に神経がある
    - 歯を削らない
      - オフィスホワイトニング
      - ホームホワイトニング
      - デュアルホワイトニング
    - 歯を削る
      - コンポジットレジン
      - セラミックインレー／アンレー／クラウン
      - ラミネートベニア
  - 歯に神経がない（歯の根の治療済み）
    - 歯を削らない
      - ウォーキングブリーチ
    - 歯を削る
      - コンポジットレジン
      - セラミックインレー／アンレー／クラウン
      - ラミネートベニア

詰め物・被せ物を 白くしたい

- 歯を削る
  - コンポジットレジン
  - セラミックインレー／アンレー／クラウン
  - ラミネートベニア

歯を失った場所に 白い歯を入れたい

- ほかの歯を削らない
  - 接着ブリッジ
  - インプラント
  - 入れ歯（レジン／メタル／ラスプデンチャー）
- ほかの歯を削る
  - ブリッジ

監修：宮崎真至　日本大学歯学部保存学教室修復学講座 教授

ご自分の歯を白くするには

歯の色が変わって見える原因には、歯の表面の着色または歯自体の変色の2つが考えられます。どちらが原因かによって、おすすめの治療法も変わります。

歯の表面の着色を除去する

歯科医院での クリーニング（PMTC）

歯科医院で専門的な器具・器材を用いてクリーニングをします。

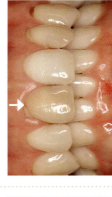
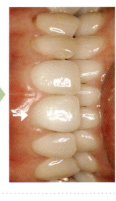

歯自体の変色を改善する

歯科医院で受けられる オフィスホワイトニング

漂白効果のあるホワイトニング剤を塗布し、歯に作用させます。

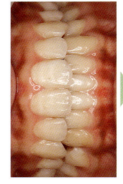
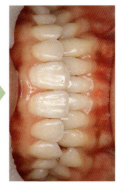

ご自宅で患者さんが行う ホームホワイトニング

歯型状のトレーにホワイトニング剤を塗布して、決められた時間と日数、装着していただきます。

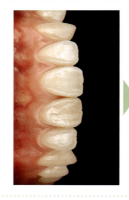
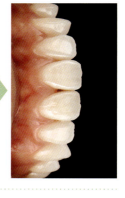

歯科医院＆ご自宅で行う デュアルホワイトニング

オフィスホワイトニングかホームホワイトニングのどちらかだけでは色調の改善が難しい場合に行います。

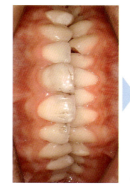
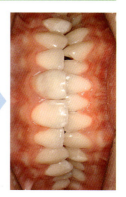

歯の内部から ホワイトニングする ウォーキングブリーチ

歯の根の治療を受けた歯など、神経のなくなった歯の内部に行います。歯の内部にホワイトニング剤を詰めて、内部から歯の色を漂白します。

● 歯の色だけでなく、歯の形態も改善されたい場合には、ラミネートベニアや被せ物で対応することもあります。

監修：宮崎真至　日本大学歯学部保存学教室修復学講座 教授　写真提供：北村 悠先生／高見澤俊樹先生／田代浩史先生／辻本暁正先生／前治真由美先生